암, 시작부터 면역으로 승부하라

면역이 강하면 암은 사라진다

암, 시작부터 면역으로 승부하라

최관준 지음

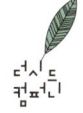

프롤로그

우리 몸은 어떻게
암과 싸우고 있는가?

암은 여전히 국내 사망 원인 1위로 꼽히며, 사람을 공포에 떨게 하는 병이다. 그러나 실체를 알고 나면 암은 사람들이 생각하는 것처럼 소리 없이 자라나 몸을 갉아 먹는 무서운 병이 아니다. 암이 무서운 이유는 종양 자체가 아닌, 치료라는 명목하에 무자비하게 행해지고 있는 현대의학의 기술 때문이다. 질병에 대한 통찰이 없는 현대의학은 '사람'이 아닌 '병'을 없애는 데만 집착한다. 그 결과 환자가 힘들어도 괴로워도 건강을 위해서라면 무조건 참아야 하는, 극도의 인내를 요구한다. 그러나 아이러니하게도 험

난한 치료의 과정으로 인해 환자들의 삶은 피폐해지고, 생활은 엉망이 된다.

인간이 세상에 태어난 이유는 무엇인가? 각자 역할이 있고, 개인 나름대로 그것을 깨닫기 위해 이 세상을 살아가는 것이겠지만, 목표가 무엇이 되었든 궁극적으로 이 세상에서 누리고자 하는 것은 행복한 삶일 것이다. 그런데 인간이 당연하게 누려야 할 행복이 암, 구체적으로는 현대의학에 의해 무참하게 짓밟히고 유린당해 왔다. 이에 염증을 느낀 의사와 환자는 더는 현대의학에 의존하지 않고, 인간의 존엄성과 행복을 되찾을 수 있는 치료법을 찾기 시작했다. 그리고 암이 현대의학에서 말하는 것처럼 무조건 적대시해야 하고 없애야만 하는 병이 아님을 알아냈다. 치료법은 멀리 있지 않았다. 바로 코앞에 있었다. 가장 신비롭고, 가장 강력한 치료 시스템을 갖춘 인간의 몸, 바로 면역체계에 그 답이 있는 것이다.

본래 암세포는 모든 사람이 가지고 있다. 잘못된 생활습관과 스트레스로 인해 몸의 균형이 깨졌을 때 그 틈새를 비집고 암은 자라난다. 역으로 말하면 몸의 균형을 되찾기만 하면 암은 자연스럽게 물러가는 병인 것이다.

이런 사실을 알아낸 사람들이 암은 단순한 몸의 경고이며, 더는 암을 두려워할 필요가 없다고 이야기하지만, 이러한 주장은 현대의학이라는 거대한 벽에 가로막혀 힘없이 스러지기만 했다. 그러나 현대의학에 지친 환자와 의사들의 지속적인 관심과 끝내 포기하지 않은 끈질김으로 이제 그 주장은 서서히 힘을 얻어가며 전 세계적으로 암에 대한 '건강한' 치료법이 퍼져 나가고 있다. 그것이 바로 자연치료, 즉 면역치료다.

철이 들고난 후 의사로 한평생을 지냈지만, 공부를 하면 할수록, 치료를 하면 할수록 사람의 몸은 신기하기만 하다. 돌발적인 사고가 아닌 이상, 인간의 생명이란 몸이 주관하는 것이며, 의사란 그저 몸의 시스템이 제대로 작동할 수 있도록 돕는 보조적인 역할에 지나지 않음을 느낀다.

생명이 지닌 의료 시스템, 면역의 힘은 놀랍다. 그런데 환자들은 우리의 몸을 자세히 알고, 이해하려고 하기보다 그저 병원에 자신의 몸을 의탁해 버린다. 자신의 무지와 무관심을 의사들이 알아서 상쇄해 주기를 기다린다. 그리고 그 대가로 비싼 돈을 병원에 지불한다. 그편이 누군가에게 책임을 전가할 수 있어 훨씬 마음 편하기 때문이다. 하지만 잘못된 선택으로 인해 몸은 더욱 병들고, 힘들어진다.

인도의 아유르베다 의학은 병을 '지혜의 결핍'이라고 정의한다. 인간이 현명하게 처신하지 못하고, 탐욕과 증오, 원망과 타락, 이기심과 오만함으로 가득할 때 병이 생긴다는 것이다. 마음을 다스리지 못해 생겨난 스트레스는 독소가 되어 몸 곳곳에 스며들어 병의 씨앗을 뿌린다. 그리고 그 결과가 암과 같은 질병으로 나타난다. 이제 환자들은 그동안 잊고 있었던 자신의 몸이 지닌 신기하고 오묘한 힘에 대해 절대적인 지지를 보내야 할 때다. 그리고 그 절대적인 신뢰는 건강이라는 선물로 되돌아올 것이다.

고전 평론가인 고미숙 박사는 "몸이란 가장 깊으면서 동시에 가장 투명하고, 가장 체계적이면서 동시에 가장 야생적이다. 소외와 억압의 굴레로부터 벗어날 수 있는 유일무이한 길이 그 안에 있다"고 했다.

세상에서 고통받고 있는 수많은 암환자와 몸속에서 암을 키우고 있을지도 모를 사람들을 위해 이 책이 건강을 되찾아 행복한 삶을 이어나갈 계기가 될 수 있기를 바란다.

목차

프롤로그 우리 몸은 어떻게 암과 싸우고 있는가? 004

1장

현대의학,
사람을 제대로 치료하고 있는가?

두려움을 확산시키는 현대의학 015
내일의 건강을 위해 오늘의 삶을 포기하라는 현대의학 023
현대의학의 한계를 고백하는 의사들 028
모든 약은 독이다 033
아프니까 '사람'이다 041

2장

암, 면역세포가
건강하면 반드시 잡는다

건강한 사람에게도 암세포는 존재한다 — 055
암은 무서운 병이 아니다 — 060
수술과 항암제가 치료를 방해한다 — 068
암에 대한 네 가지 거짓말 : 유전, 전이, 재발, 통계 — 072
세상에서 가장 까다롭고 유능한 의료진, 면역 — 083

3장

자연치유를 위해
면역력을 올리는 5단계 준비 과정

면역력이 사람을 죽이고 살린다 — 091
1단계_암치료, 나를 돌아보는 것에서 시작된다 — 097
2단계_마음을 다스려야 산다 — 113
3단계_생활습관, 단칼에 바꿔야 한다 — 119
4단계_제대로만 먹어도 살 수 있다 — 130
5단계_치료에 일방통행은 없다 — 136

4장
몸을 회복시켜 암을 없애는
여섯 가지 동서융합 면역치료법

암환자에게 면역치료가 필요한 이유 ························· 145
병이 아닌 사람을 생각하는 면역치료 ························ 151
암과 싸울 면역력을 높여주는 여섯 가지 동서융합 면역치료법 ······ 158
  01 혈액순환을 개선하고, 심혈관 질환을 돕는 체외역박동치료법 ····· 159
  02 암의 성장을 억제하고 항암 부작용을 줄여주는 고압산소치료법 ···· 166
  03 암세포를 사멸하는 고주파 온열암치료법 ···················· 172
  04 면역력을 강화시키는 자가면역세포치료법 ···················· 178
  05 환자 삶의 질을 회복시켜주는 마인드 앤 힐링 프로그램 ········· 184
  06 몸을 해독하고 산소를 공급하는 물, 푸레도기 ················ 191

5장

의사가 말하는
평생 '암'과 멀어지는 방법

해독으로 면역력의 토대를 다져라 199

육미(六味)를 즐기면 건강이 되돌아온다 205

위는 비어 있고 싶어 한다 211

중년 이후 면역력은 근력에 달려 있다 217

자연과 가까울수록 인간은 건강하다 223

에필로그 암치료, 병이 아닌 사람 속에서 길을 찾아야 한다 227

1장

- 두려움을 확산시키는 현대의학
- 내일의 건강을 위해 오늘의 삶을 포기하라는 현대의학
- 현대의학의 한계를 고백하는 의사들
- 모든 약은 독이다
- 아프니까 '사람'이다

현대의학,
사람을 제대로 치료하고 있는가?

암치료에 대한 넘쳐나는 정보 속에서 '정확'하고 '올바른' 정보를 얻기란 쉽지 않다. 그렇기 때문에 환자가 똑똑해져야 한다. 현대의 암치료 체계가 무엇이 잘못되었는지 비판적으로 바라볼 수 있어야 한다. '병'이 아닌 '사람'을 위한 치료가 무엇인지 이제는 한 번쯤 합리적인 의심을 해야 한다.

두려움을 확산시키는
현대의학

암은 일종의 공포다. 암을 감기처럼 쉽게 생각하는 사람은 아무도 없다. 암을 '죽음의 병'으로 생각하던 과거와 달리 부분적으로 '정복 가능한 병'으로 인식이 변해가고 있긴 하지만, 그래도 여전히 의사에게서 암이라는 선고를 받으면 사람들은 곧바로 '죽음'을 연상한다. 암이라는 말을 듣는 순간 본인은 물론 가족 모두 커다란 충격에 빠지고 비탄에 잠긴다. 암을 그대로 두면 죽을 수 있다는 생각에 당장 수술 날짜부터 잡는다. 지적이고 현명하며, 똑똑하고 사회적으로 엘리트라고 여겨지는 사람들 모두 마찬가지다. 암에 걸리면 무조건 수술부터 해야 한다고 생각한다. 하지만 과연 '암=

수술'이라는 결정이 올바른 판단일까? 누구도 토를 달지 않는 절대적 명제에 가까운 이 공식에 대해 이제는 한 번쯤 합리적인 의심을 가져볼 필요가 있다.

몇 년 전 갑작스럽게 대두되어 단숨에 암발생률 2위로 뛰어올랐던 갑상선암이 대표적이다. 정기적으로 건강검진을 받는 사람들이 늘어나면서 과거에는 모르고 지나갔을 암의 초기 발견이 늘어나면서 생겨난 현상이다. 갑상선암은 다른 암에 비해 천천히 진행될 뿐 아니라 사망에 이르는 환자 수 역시 전체 환자의 약 1~2%에 불과할 정도로 적어 '착한 암'이라는 별명까지 가지고 있지만, 사람들은 암의 성격과 별개로 암 진단이 내려짐과 동시에 수술을 고려한다. 그에 따라 불필요한 수술과 항암치료가 진행되었고 과잉 진단과 과잉 치료에 대한 논란이 끊이지 않았다. 그러나 이것이 현재 우리나라 대부분의 국민이 가지고 있는 암에 대한 의식의 현주소다.

정말 3명 중 1명이 암환자인가?

우리는 오래전부터 정보라는 이름으로 무장한 홍보와 마케팅 기법에 의해 무한 반복적으로 정보를 받아들이며 암에 대한 무의식적인 두려움을 키워 왔다. 3명 중 1명은 암에 걸린다는 통계도 마찬가지다. 국가암정보센터에 따르면 우리나라 국민이 기대수명인 82세까지 생존할 경우 암에 걸릴 확률은 36.2%다(여자는 33.1%, 남자는 38.7%). 이 말은 즉, 3명 중 1명이 암에 걸릴 수 있음을 의미한다. 여차하면 나도 암환자가 될 수 있음을 나타내는 수치인 것이다. 사람들은 미리 건강검진을 받아 조기에 암을 발견하지 않으면 큰일 난다는 메시지를 수시로 접하며 산다. 정부에서도 정기적인 건강검진을 권장한다. 사정이 이렇다 보니 사람들은 '혹시 나도 암?', '언젠가는 나도 암!'에 걸릴 수 있다는 염려증을 항상 안고 산다.

그런데 여기 재미있는 수치가 하나 있다. 국가암정보센터의 자료에 따르면 2014년 발생한 암환자는 인구 10만 명당 427.6명으로 0.4%에 지나지 않는다. 암이 한 달 만에 낫는 병이 아니므로 데이터를 좀 더 확산해서 보면 1999년부터 2014년까지, 15년 동안 우리나라에서 암이 발생한 환자 수는 1,587,106명으로 전체 인구 대비 약 2.7%에 불과하다. 100명 중 3명, 30~40명 중 1명이다. 이 역시 적은 수치는 아니지만, 그래도 실제 발병한 환자와 암에 걸릴 확률의 차이가 너무 크다.

3명 중 1명이라는 결과는 도대체 어디서 얻어진 것일까? 통계

청의 설명에 따르면 '우리나라 사람이 암에 걸릴 확률'은 '누적발생확률'을 의미한다. 누적발생확률이란 모든 국민이 기대수명까지 산다는 가정하에 위암, 대장암, 간암, 갑상선암, 피부암 등 모든 암에 걸릴 확률을 더한 값이다[1]. 한 사람에게서 동시다발적으로 암이 생길 수도 있지만, 모든 사람이 한꺼번에 모든 암에 걸릴 확률은 희박하다. 하지만 사람들은 다른 것은 다 제외하고 '암에 걸릴 확률 36.2%'만 기억한다. 무의식중에 3명 중 1명이라는 숫자가 각인되는 것이다.

세뇌교육으로 심어진 암치료법

사람이 공포를 느끼는 것은 두 가지 이유에서다. 잘 알거나 어설프게 모르기 때문이다. 주사를 맞아본 사람은 주사를 놓을 때 얼마나 아픈지를 알기 때문에 무서워한다. 반대로 주사를 맞아보지 않은 사람은 뾰족한 주사의 생김새만 보고 얼마나 아픈지를 몰라 두려워한다. 만약 주사의 생김새조차 모르는 사람이라면 "지금부터 주사를 놓겠습니다"라고 해도 아무런 공포조차 느끼지 못할 것이다. 무슨 말인지 모르기 때문이다.

---

[1] 통계청 블로그, '우리가 암에 걸릴 확률은?'(2017.06.12)

우리가 암에 대해 두려워하는 이유는 무엇인가? 지인이든 드라마든, 직접적이든 간접적이든 항암치료를 받고 부작용으로 괴로워하는 모습이나 초췌해진 모습을 보며 암에 걸리면 저렇게 힘들겠구나, 라고 은연중 받아들이기 때문이다. 암에 대해 아무것도 모르면 차라리 상관없지만, 주변에서 보고 들으면서 생겨난 두려움은 생각보다 뿌리 깊게 박혀 있다. 두려움에도 불구하고 우리는 암에 걸리면 무조건 수술하고 항암치료를 해야만 살 수 있다고 생각한다. 암이 너무 진행되어 수술을 할 수 없다고 하면 세상이 끝난 것처럼 탄식한다. 무방비로 노출된 상태에서 다년간 주입되어 온 정보가 무의식적으로 결론을 내려놓은 상태인 것이다.

하지만 암은 우리가 생각하는 것처럼 강하지도, 고통스럽지도 않다. 위염이 있으면 속이 쓰리지만, 대부분의 암은 4기 이전에는 거의 통증을 느끼지 못한다. 그 이유는 무엇일까? 암의 기제에 따른 현상이기도 하지만, 몸이 견딜 만하고, 또 견딜 수 있는 여력이 되기 때문이다. 하지만 이런 정보를 전달하고자 해도 너무 많은 정보로 인해 뇌는 이미 한쪽 방향으로만 가동되는 중이다. 다른 정보는 아예 받아들일 생각을 하지 않는 것이다.

세뇌교육이 무서운 이유는 한번 뇌리에 각인되어 똬리를 튼 인식은 좀처럼 바뀌지 않는다는 점이다. 어지간한 충격요법이나 계기가 있지 않으면 사라지지 않는다. 우리는 암에 대한 정보를 어디에서, 어떻게 듣고 있는가? 우리가 받고 있는 암에 대한 정보에 대해 한 번쯤은 깊이 생각해 보아야 할 문제다.

제약회사의 파워는 우리나라뿐만 아니라 전 세계적으로 막강하다. 개발비가 들어가기는 하지만, 실제 약의 원가를 알면 헉! 소리가 날 정도로 제약회사가 취하는 이익은 막대하다. 공황장애 불안증 치료제인 자낙스의 이윤은 원가의 5,600배에 달한다고 하니 말 다했다.

암은 갑자기 커지지 않는다. 면역체계만 바로 잡아도 충분히 나을 수 있다. 하지만 병원은 암에 걸리면 지금 당장 무조건 수술과 항암, 방사선치료를 해야 한다는 생각을 끊임없이 주입하고 있다.

하지만 암치료에서 우리가 얻는 것은 무엇인가? 환자의 상태를 고려하지 않고 행해진 치료로 인해 고통으로 피폐해진 삶이다.

지금의 진실이 영원한 진실일까?

큰 병일수록 적어도 3곳의 병원에 들르라는 이야기가 있다. 가장 큰 이유는 오진^{誤診}을 막기 위한 것일 테지만, 과잉 진료에 대한 문제도 크다. 때우기만 해도 10~20년은 거뜬히 더 쓸 수 있는 충치를 무조건 임플란트로 대신하라는 치과는 넘친다. 운동으로 나을 수 있는 오십견조차 무조건 수술부터 하라고 권유한다. '호미로 막을 것을 가래로 막는' 셈이다. 양심에 따라 치료하는 의사는 극히 일부고, 양심 고백을 하면 그때부터 동종업계의 의사들로부터 멸시와 무시를 받는다. 환자들의 시선도 다른 의사들과 별반 다르지 않다. 정직하게 치료하고자 하면 고급 진료가 아닌, 싸구려 진료가 아닌지 의심부터 한다.

병을 치료하기 이전에 우리가 주의 깊게 살펴야 할 것은 '진실'이다. 과거 사람들은 지구가 우주의 중심이라고 생각했다. 지구가 네모처럼 생겼다고 생각했다. 지구가 태양을 중심으로 돌고, 지구가 둥그렇게 생겼다고 주장했을 때 아무도 그 말을 믿지 않았다. 사람들은 코웃음 쳤고, 오히려 지동설을 외치는 학자를 재판에 회부했다. 그러나 진실은 무엇이었나?

수없이 넘쳐나는 정보 속에서 '정확'하고 '올바른' 정보를 얻기란 쉽지 않은 일이다. 그렇기 때문에 환자가 똑똑해져야 한다. 다른 정보를 전달하고자 하는 사람의 의견에 귀를 기울이고 마음을 열 수 있어야 한다. 현대의 암치료 체계가 무엇이 잘못되었는지 여러 사람의 의견을 들어보고 비판적으로 바라볼 수 있어야 한다. 사회적 통념이라는 것 역시 사람들에 의해 인위적으로 만들어지는 것이다. 우리가 알고 있다고 생각하는 진실이 사실은 누군가, 어떤 단체의 이익을 목적으로 해서 만들어졌을 수도 있다는 합리적인 의심을 한 번쯤 해볼 수 있어야 한다.

내일의 건강을 위해 오늘의 삶을
포기하라는 현대의학

100여 년 전 인간의 평균 수명은 40~45세에 불과했다. 영양도 부족했고, 세균이나 바이러스 등에도 취약했다. 전염병이라도 돌면 인간은 속수무책이었다. 힘겹고 고단한 삶을 이겨내며 60세까지 살면 60갑자를 살고 새로운 갑자를 시작한다 하여 '환갑還甲'이라 칭하고 잔치를 벌였다. '고희古稀'라 불리는 70세에는 더 큰 잔치를 벌였다(고희의 희(稀)는 드물다는 뜻이다). 그만큼 오래 사는 사람이 많지 않았다는 뜻이다.

21세기인 지금은 어떠한가? 한국인의 남자 기대수명은 79.3년, 여자는 85.4년으로 100년 전에 비해 2배 가까이 길어졌다. OECD

35개국의 평균에 비교해도 남자의 경우 1.4년, 여자는 2.3년이 더 길다(통계청, '2016년 생명주기표, 2017. 12).

하지만 수명이 늘었다고 해서 인간의 삶도 덩달아 행복해졌을까? 통계를 내기 시작한 이래 질병·사고 없이 건강하게 살 수 있는 기간의 비중은 2012년 81.3%에서 2014년 79.7%, 2016년 78.8%로 점차 줄고 있다. 전체 삶의 5분의 1이 넘는 시간(약 17년)을 질환이나 장애 등을 안고 산다. 현대의학은 점차 발전하고 있다는데, 그와 반대되는 현상이 벌어지고 있는 이유는 무엇일까?

유학에서는 인간의 오복五福으로 수(壽, 장수), 부(富, 부유한 삶), 강녕(康寧, 우환 없는 편안한 삶), 유호덕(攸好德, 덕을 좋아하고 행함), 고종명(考終命, 천명을 다하는 것)을 꼽는다. 때에 따라 유호덕과 고종명 대신 귀貴함과 자손이 중다衆多함을 꼽기도 하지만, 어쨌든 기본적으로 오복에는 수명이 두 가지나 들어간다. 이처럼 오래 살기를 바라는 마음은 인간의 본능적 욕구에 가깝다.

사람이 병에 걸리지 않는다면 최대 120세까지 살 수 있다는 연구 결과가 있다. 고전 의서에도 사람은 120세까지 살 수 있다는 기록이 남아 있다. 그러나 무병無病하지 않고, 유병有病하게 오래 살고 싶은 사람은 없다. 오복 중 하나인 장수도 무병할 때에만 그 의미가 있는 법이다.

현대의학은 희망적인가?

현대의학은 19세기 중반 마취제의 발명을 시작으로 커다란 전환을 맞았다. 마취제 발명 이전까지 의사의 "수술해야 합니다"라는 말은 죽음 이상의 공포심을 불러일으켰다. 멀쩡한 정신에 생살을 도려내거나 사지 절단을 이겨내야 하니, 차라리 덜 괴로운 죽음을 택하는 사람도 있었다. 마취제의 발명은 현대의학의 비약적인 발전을 이루는 계기가 되었다. 이후 의사들은 비소처럼 독성이 높은 화학물질이 세균을 없앨 수 있다는 것을 알아냈고, 1928년 영국의 세균학자 알렉산더 플레밍이 발견한 최초의 항생제 페니실린은 '20세기 의학의 기적'이라고 불릴 정도로 질병 치료에 일대 혁신을 가져왔다. 페니실린이 발견되기 전에는 절반가량의 영유아가 10세가 되기도 전에 사망했다. 이런 점에 비추어 보았을 때 현대의학이 대단한 발전을 이룬 것은 부인할 수 없는 일이다.

그러나 그 이후 현대의학이 이루어낸 성과는 어떠한가? 19세기 화학요법을 발견한 후 끊임없이 의학이 발전하고 있다고는 하지만, 현대의학이 완치할 수 있는 질병은 많지 않다. 인간의 DNA를 발견하고 30억 개에 이르는 염기 서열을 밝혀냈을 때만 해도 모든 질병을 정복할 수 있을 것 같았지만, 현재 의학은 사람이 걸릴 수 있는 질병 중 겨우 12% 정도만 밝혀냈을 따름이다. 인간이 가장 쉽게 걸리는 감기조차 어떠한 과정으로 발병하는지 아직까지 완전히 알아내지 못했다. 그렇다면 우리가 받고 있는 치료는 무엇인가? 대부분의 질병에 대해 증상이 나타나면 그에 따른 처방만 되풀이하고 있을 뿐이다.

인간의 최대 사망 원인인 암 역시 정복이 멀지 않았다고 하지만, 여전히 암이 발생하는 원인조차 제대로 규명하고 있지 못하다. 원인을 모르니 눈에 보이면 없애는 데만 집중할 뿐이다. 벌레가 꼬이면 새로 들인 가구가 문제인지, 소파 뒤에 음식물이 떨어져 있지는 않은지 이유를 찾지 않고, 벌레를 없애는 데에만 골몰하는 것과 같은 꼴이다. 그렇다 보니 암치료에서 가장 좋은 방법은 조기 발견이다. 암이 더 커지기 전에 잘라내고 혹시 남아 있을지 모를 암세포를 없애기 위해 몸에 독한 약을 투여한다.

이러한 치료로 인해 나타난 결과는 어떠한가? 수술은 차치하고라도 항암치료와 방사선치료는 수많은 부작용을 낳는다. 속이 메슥거리거나 식욕이 떨어지고, 토하거나 설사를 하며, 기운이 달려 운신을 못하거나 탈모가 심해 아예 머리를 밀어버리는 경우도 많다. 손발이 붓고 물집이 잡히면서 염증이 생기는 수족증후군도 항암치료의 부작용 중 하나로 꼽힌다. 환자의 일상생활은 피폐해지고, 옆에서 지켜보는 가족들도 힘들긴 마찬가지다. 이런 항암치료의 부작용과 고통이 두려워 치료를 포기하는 환자도 적지 않다.

환자들이 항암치료로 힘들어하는 것을 의사들도 알지만, 암세포를 없애기 위해 어쩔 수 없는 일이라며 외면한다. 환자의 전체적인 상태보다 치료를 받을 수 있을지 없을지 '수치'와 '주기'만을 체크한다. 그리고 다시 요건이 갖춰지면 항암치료를 시도한다. 이처럼 몸 상태를 고려하지 않고 집요하게 병증만을 파고드는 현대의학의 치료에 사람들은 혼란스러워하고 서서히 지쳐가고 있다. 만약 고통스럽지 않은 대안이 있다면 당연히 다른 방법을 택하겠지만, 정보가 한쪽으로만 치우쳐 있다 보니 환자들의 선택지는 수술과 항암치료, 그것이 아니면 죽음밖에 없다고 생각한다.

현대의학의 한계를
고백하는 의사들

현대의학의 한계는 현역 의사들의 고백을 통해 더 적나라하게 드러난다. 일본의 곤도 마코토 암 연구소의 곤도 마코토 소장은 '병원에 자주 가는 사람일수록 빨리 죽는다'며 현대의학에 대해 부정적인 의견을 피력한다. 전도유망한 내과 전문의이자 심장 전문의였던 〈클린〉의 저자 알레한드로 융거도 통합의학을 주장하는 대표 주자다. 그는 극심한 스트레스를 받으며 건강의 이상을 느꼈지만, 현대의학으로 치료가 되지 않자 결국 심장 전문의의 길을 포기하고 인도로 가 몸이 가진 자연치유력에 눈을 뜬 뒤 현재 통합의학을 연구하고 있다. 부산의대를 졸업하고 10년 넘게 환자들을 진료했던 조병식 원장도 서양의학의 치료 방식에 회의를 느끼고 자연치료법을 연구 중이다. 이들의 공통적인 주장은 현대의학의 필요성은 인정하지만, 그것만으로는 인간의 질병을 완전하게 고칠 수 없다는 것이다.

암 역시 마찬가지다. 현대의학에서 갖가지 수단으로 암을 치료한다지만, 이는 완전한 치료가 아니며 오히려 사람을 죽이는 치료라는 주장을 펴는 의사는 차고 넘친다. 미국에서 척추신경전문의로 활동 중인 조한경 박사는 〈환자혁명〉에서 현대의학이 얼마나 초라한 성적표를 가지고 있으며, 어떠한 방식으로 환자들을 속이고 있는지 적나라하게 밝히며 파장을 불러일으켰다. 그는 암은 사형선고가 아닌 단지 몸의 경고 신호일 뿐이며 환자들이 깨어나야 한다고 주장한다. 독일의 대체의학 전문가인 안드레아스 모리츠와 일본의 니가타대학교 의학부 교수이자 면역학의 대가인 아보 도오루, 대만의 한의학자인 우칭중 박사도 암은 병이 아니기 때문에 항암이나 방사선치료가 아닌 자연치유력(면역력)만으로 암을 치료할 수 있다고 피력한다. 곤도 마코토 소장 역시 항암치료는 사기이며, 수술하는 것보다 차라리 방치하는 편이 낫다는 의견을 20년 넘게 주장하고 있다.

이처럼 최근 양심 있는 의사들의 고백과 자연치료(대체의학 혹은 통합의학과도 일맥상통한다)에 대한 이야기가 꾸준히 제기되고 있으나 병원과 제약회사라는 거대한 단체의 물리적 공세에 밀려 사람들은 자연치료가 전혀 과학적이지 않은, 미신에 가까운 주장이라는 인식을 버리지 못하고 있다.

그러나 자연치유력에 대한 흐름을 완전히 차단하지 못한 제약회사들은 최근 트렌드에 편승해 기존의 항암제에 '면역'이라는 이름을 갖다 붙여 '면역항암제'라는 이름의 약을 내놓고 있다. 대체의학자들이 어렵게 차려놓은 밥상에 은근슬쩍 숟가락을 올리는 것이다. 그러나 결국 이도 항암치료의 일환이다. 정상세포와 암세포를 동시에 죽이는 기존의 항암제와 달리 환자 본인이 가지고 있는 면역세포 자체를 활성화시키는 면역항암제라고 하지만, 이 역시 몸속에 약을 투여하는 방식으로 폐렴, 갑상선염, 대장염, 신장염 등의 부작용이 보고되고 있다.

현대의학의 폐해를 고발하고 암을 치료하는 데 있어 자연치유(면역)만이 답이라고 이야기하는 것은 어느 한 명만의 주장이 아니다. 수많은 의사에 의해 검증되고 효과를 보고 있는 치료법이다. 의료 선진국으로 불리는 독일은 현대의학에 자연치료를 접목한 통합의학에 대한 신뢰가 깊으며, 침구학鍼灸學도 상당히 발달해 있다. 일본은 한의학과 서양의학이 구분되어 있지 않고 하나의 의학으로 취급하고 있으며, 후발주자인 미국도 10여 년 전 통합의학협회를 만들어 통합치료에 대한 연구를 하고 있다. 우리나라만이 여전히 서양의학에 대한 믿음이 강해 95% 이상의 사람들은 암을 선고받으면 병원으로 달려가 수술 대기 명단에 이름을 올린다. 안타까운 일이 아닐 수 없다.

의사들은 '나의 양심과 위엄으로서 의술 베풀겠노라', '나의 환자의 건강과 생명을 첫째로 생각하겠노라'라고 히포크라테스 선서를 하지만, 의사들은 자신들이 알리고 싶은 것만 알리고 싶어 한다. 병원은 기업으로 전락했고 세상은 쉽게 바뀌지 않는다. 그러므로 환자가 먼저 깨달아야 한다. 올바른 정보를 전달해도 마음을 닫는다면 그게 더 큰 문제다.

**세상에 '명의'는 없다
'겸의'만 있을 뿐이다**

드라마 〈대장금〉에서 장금의 스승은 의녀들에게 이렇게 이야기한다.

"의원이란 그런 것이다. 같은 약으로 사람을 살릴 수도 죽일 수도 있다. 하여 의원에게는 무식도 실수도 용납되지 않는다. 특히나 나만이 안다는 자만은 더더욱 용납되지 않는다. 자만이 단정을 낳는 것이고, 의원의 단정에는 사람이 달려 있다. 명의는 없다. 병에 대해 겸허하여 병의 모든 것을 알아내려는 의원, 사람에 겸허하여 사람의 모든 것을 알아내려는 의원, 자연에 대해 겸허하여 자연에 대해 모든 것을 알아내려는 의원 즉, 겸의만이 의원이다."

의료 현장에서 수많은 환자를 옆에서 지켜본 의사들이 양심고백을 하며 현대의학의 한계에 대해 지적하고 등을 돌리는 이유는 무엇일까? 이 문제는 의사뿐 아니라 병을 치료하고자 하는 환자도 생각해 보아야 할 화두다. "명의名醫는 없다. 겸의謙醫만이 있을 뿐이다"라는 말이 깊은 울림을 자아내는 것이 그저 드라마이기 때문만은 아닐 것이다.

모든 약은
독이다

"약재와 독재는 따로 구분할 수 없습니다. 약이란 모두 각각의 효능이 있어 병에 맞추어 그 약을 쓰면 약재요, 잘못 진단하여 잘못 쓰면 독재입니다. 물조차도 모두에게 언제나 이로운 듯 보이나 밤 늦게, 새벽에 먹는 물은 독이 됩니다."

한류 드라마 열풍을 불러일으켰던 드라마 〈대장금〉에 나오는 대사다. 의녀 인턴 과정에서 탈락할 위기에 처한 상황에서 스승의 "약재와 독재를 구분해 보라"는 지시에 장금이 답한 내용이다. 이 답으로 장금은 시험에 무사히 통과된다.

간에 부담을 주는 약

한때 한약재에 중금속이 포함되었다, 중국에서 들여왔다, 간에 부담이 된다는 뉴스로 온갖 미디어가 도배된 적이 있다. 불량 한약재의 이야기와는 별개로 한약이든 양약이든 모든 약은 독이다. 잘못 써도 독이고, 많이 써도 독이다. 인삼이 좋다고 해서 몸에 열이 많은 사람이 먹거나 적정량보다 많이 먹으면 뇌가 터져서 죽을 수도 있다. 간 기능에 좋다고 해서 시호라는 약재를 많이 쓰면 오히려 간 기능이 떨어져 사람이 힘을 쓰지 못한다. 다이어트에 주로 사용하는 마황은 피부 표면에서 발열이 나도록 도와 지방을 태우는 역할을 하지만, 마황을 사용하다 중지하면 살이 더 찌는 부작용이 있다.

양약이라고 다르지 않다. 모든 약은 장기에 부담을 준다. 어떤 약이든 예외는 없다. 아무 알약이나 먹고 검사를 하면 간 기능 수치는 오른다. 한약만 간에 부담을 주는 것이 아니다. 약 자체가 몸에 부담을 준다. 그런데 현대의학은 마치 양약은 괜찮고 한약만 문제가 되는 것처럼 여론을 호도한다.

지난 2018년 초 있었던 타이레놀 뉴스만 봐도 알 수 있다. 그동안 많은 사람이 치통, 생리통, 복통은 물론 열이 날 때마다 아무 처방 없이 손쉽게 구할 수 있는 타이레놀을 복용해왔다. 그런데 이 타이레놀이 간 손상을 일으킬 우려가 있다는 뉴스와 함께 유럽에서는 타이레놀 판매가 금지된다는 소식이 나왔다.[2] 타이레놀의 부작용에 대한 보고는 이때뿐만이 아니다. 이미 몇 해 전에 타이레놀이나 게보린 같은 진통제를 자주 먹으면 타인의 아픔이나 고통을 느끼는 공감 능력마저 무뎌진다는 미국 오하이오 주립대 연구진의 타이레놀 실험 결과 보고가 미국심리과학회 학술지 〈심리과학〉 온라인판에 실렸었다.[3] 물론 이는 진통제만의 문제가 아니며, 대부분의 약이 가지고 있는 부작용이다.

화학무기 개발 중 만들어진 항암제

약은 기본적으로 독성을 가지고 있다. 한의학의 경우 재료가 가지고 있는 본연의 독성을 이용해 적절한 증상에 적절한 양을 사용함으로써 질병 치료를 돕는다. 우리가 알고 있는 예방접종도 병

---

[2] 타이레놀의 주성분인 아세트아미노펜은 통증에 바로 작용하는 일반형과 체내에 천천히 녹아 약효가 지속되는 서방형이 있으며, 문제가 된 것은 서방형이다.

[3] 온라인 미디어 〈인사이트〉, '타이레놀 자주 먹으면 타인 고통 느끼는 공감력도 무뎌진다' (2018. 4. 13)
〈동아사이언스〉, '타이레놀 먹으면 포커페이스 된다?'(2015. 4. 15)

원체(균)를 미리 소량 주사해 몸에 항체를 만드는 것이다. 그렇다면 타이레놀보다 100배, 1,000배는 강한 항암제는 어떨까? 항암치료를 받은 사람들이 왜 그렇게 힘들어하는지는 그 성분과 역사를 살펴보면 바로 알 수 있다.

항암제의 시작은 1차 세계대전 당시로 거슬러 올라간다. 화학무기를 이용한 공격이 빈번했던 1차 세계대전 때는 각 나라가 화학무기를 개발하는데 열을 올렸다. 이때 발견한 질소 머스터드는 사람의 몸을 지키는 면역 기관인 림프절을 손상시키는 독가스였다. 이 가스에 노출된 사람은 면역 시스템이 파괴돼 피부가 괴사하고 세균과 바이러스에 속수무책으로 감염되면서 사망에 이르렀다. 의학자들은 이 무시무시한 독가스를 치료에 적용하려고 시도하고, 1946년 알프레드 길먼과 루이스 S. 굿맨이라는 두 약학자가 질소 머스터드를 이용해 혈액암 중 하나인 림프종을 치료하는 데 성공했다고 보고한다.[4] 전쟁에 사용된 화학무기에서 개발한 최초의 항암제 이후 항암치료는 기본적으로 독성을 이용한 화학요법을 따르고 있다.

문제는 항암제가 암세포에만 선택적으로 작용하지 않는다는 점이다. 현대의학에서는 '표적항암제'라는 표현을 사용하지만, 암

---

[4] 네이버 지식백과 '항암치료제 바로 알기'

세포에만 작용하는 약은 없다. 주변의 정상세포, 세포 분열이 활발하게 일어나고 있는 조직세포에도 손상을 입힌다. 흡연자와 함께 살면 비흡연자 역시 영향을 받아 암에 걸릴 수 있는 것과 마찬가지 현상이다. 실제 항암제를 손등 위에 한 방울 떨어트려 보면 피부가 녹아내린다. 의사들 말대로라면 정상세포에 아무런 작용을 하지 않아야 하지만, 그 반대다. 이런 독한 약을 안 그래도 컨디션이 좋지 않은 암환자들에게 투여하는 것이 항암치료인 것이다.

자연 방사선의 100배, 방사선치료가 안전하다?

방사선치료라고 별반 다르지 않다. 모든 사람이 상식적으로 알고 있듯이 방사능은 세포 조직을 손상시킨다. 방사능을 발견한 퀴리 부인도 지속적인 방사선 노출로 인해 악성 빈혈에 걸려 사망했으며, 2차 세계대전 당시 미국이 일본에 터트린 원자폭탄에서 새어나간 방사성 물질은 20만 명이 넘는 사망자를 내며 방사능이 얼마나 위험한 물질인지를 전 세계 사람들에게 깨닫게 했다.

방사선치료의 원리는 간단하다. 암세포는 정상세포에 비해 방사선에 약하다. 방사선이 암세포를 죽이는 동안 정상세포가 견뎌

주기를 바라며 방사선을 병변 부위에 쪼이는 것이다. 그렇다고 정상세포가 영향을 받지 않는 것은 아니다. 당연히 약해질 수밖에 없고, 인위적인 방사선 노출로 인해 발생하는 부작용 역시 항암제만큼 만만치가 않다.

유방암 등 암 검진에 사용되는 엑스레이 역시 방사선을 이용한 촬영이다. 병원에서는 자연에서도 방사선이 있고, 엑스레이를 찍는 정도의 양 정도로는 인체에 아무런 영향을 미치지 않는다고 한다. 만약 병원에서 이야기하는 것처럼 방사선치료가 인체에 무해하다면 차폐된 공간에 환자만 들여보낼 이유가 없다. 가장 기본적인 엑스레이를 찍는 데 노출되는 방사선의 양은 자연 방사선의 100배 이상이다. 고농도의 방사선을 몸에 쬐면 어떤 형태로든 영향을 받을 수밖에 없다.

2박 3일 동안 병원에 입원해서 건강검진을 받은 뒤 몸살을 앓는 사람이 있다. 며칠 동안 평생 받을 방사선을 몰아서 받았으니 아프지 않은 것이 이상하다. 실제 20년간 병원에 근무하며 방사선 촬영을 담당했던 방사선사가 위암에 걸린 뒤 그 이유로 방사선을 지목한 것은 억측이 아닐 것이다.

돈을 내고 독을 달라는 환자들

의사라면 약이 환자의 몸에 어떤 영향을 미칠지, 도움이 되는지 알아야 한다. 하지만 모른다. 아니, 알 수 있어도 알고 싶어 하지 않는다. 우리는 일반인이 흔히 먹는 비타민제나 영양제에 대해서 의사들이 잘 알 것이라고 생각하지만, 전혀 그렇지 않다. 의대생들이 6년 동안 영양에 대해 공부하는 시간은 1시간도 채 되지 않는다. 하지만 우리는 의사니까 영양에 대해 잘 알 것이라고 착각한다. 의사들은 병에 대해서는 알지 모르지만, 건강에 대해서는 관심이 없다. 알고자 하면 알 수 있겠지만, 눈과 귀와 입을 닫는다.

의사들은 암환자를 임상실험 대상쯤으로 여긴다. 하나의 항암제를 사용해서 효과가 있으면 좋지만, 효과가 없으면 다른 항암제를 사용한다. 그것도 효과가 없으면 또 다른 항암제를 사용한다. 처음에 4회였던 항암치료는 8회가 되고, 8회가 12회로 늘어난다. 이 항암제에서 저 항암제로 옮겨 다니며 어떤 것이 효과가 있는지 확인한다. 그래도 효과를 보지 못하면 마지막으로 "현재 개발 중인 항암제가 있는데, 그것이라도 사용해 보겠냐"며 권유한다. 자신의 목숨을 맡길 사람이 의사밖에 없다고 생각하는 암환자들은 마지막 희망이라도 붙잡아 보겠다며 각서를 쓰고 또 다른 독약을 자의적으로 몸에 받아들인다. 그것도 비싼 돈을 지불하고 말이다. 이것이 항암제의 진실이다.

아프니까
'사람'이다

인간의 몸에는 통점이란 것이 있다. 피부에는 1cm^{2}당 200개의 통점이 있어 뾰족한 바늘에 살짝만 찔려도 아프다. 피부에 통점이 많은 이유는 그래야 아픈 부위를 정확하게 알 수 있기 때문이다. 반대로 내장기관에는 통점이 1cm^{2}당 4개에 불과해 어디가 아픈지 정확하게 알기 어렵다.

외부 공격으로부터 몸을 보호해야 하는 피부에는 통점이 많아야 작은 외상에도 즉각 반응할 수 있지만, 만약 내장기관에도 통점이 피부처럼 많다면 사람들은 아무것도 먹지 못하고, 고통을 넘나들다 죽고 말 것이다. 매운 것이나 차가운 것을 먹었을 때 혀에서 느끼는 얼얼함이나 짜릿함을 뱃속에서도 느끼게 된다면 어떻게 될까? 상상만 해도 위가 쩌릿쩌릿하다.

통증과 열은 자연스러운 치유 과정

태어날 때부터 감기 한 번 앓아보지 않은 사람도 넘어지거나 찔리면 아픔을 느낀다. 통증은 곧 살아 있다는 증거다. 통증을 느끼지 못하는 통각상실증, 즉 무통증 환자도 있다. 뇌로 이어지는 전달 회로 중 어딘가가 고장이 났거나 뇌에 문제가 생긴 경우다. 통증을 느끼지 못하는 사람은 일반인보다 오래 살 확률이 낮다는 연구가 있다.

칼에 찔려서 피를 흘려도, 화상을 입어도, 근육이 찢어져도 통증을 느끼지 못해 자신이 위험한지 모르기 때문이다. 무통증 환자는 상대와의 교감도 어렵다. 상대방의 아픔을 모르기 때문에 공감을 못하는 것이다. '아픔이 사람을 성숙하게 한다'는 말처럼 아픔은 그저 듣기 좋은 노래 가사 속 단어가 아니라 실제 사람을 사람답게 만들어주는 요소다.

칼로 베어서 다쳤을 때 통증이 없다면 어떻게 될까? 무심코 손을 대게 되고, 그러면 세균에 감염돼 파상풍에 걸려 죽을 수도 있다. 넘어져서 생긴 상처를 긁거나 딱지를 떼려고 하면 어른들이 손을 못 대게 하는 것은 감염 때문이다. 아프기 때문에 조심하고, 무언가에 닿는 것을 피하게 된다.

열이 나는 것도 몸에 침입한 적에 대응해 열심히 싸우고 있음을 나타내는 것이다. 상처 부위에 열이 나는 것은 피부에 침입하는 균을 막기 위해 면역세포가 피부 쪽으로 몰려들어 활동하기 때문이다. 그 외 설사, 기침, 불편함 등 모든 증상도 마찬가지다. 이런 증상은 몸이 스스로 낫기 위해 제대로 기능을 하고 있음을 의미한다. 그런데 사람들은 열이 나도, 아파도 진통제를 먹고 통증을 없애버린다. 음식을 잘못 먹거나 장에 문제가 생겨 설사를 하면 지사제를 써서 설사를 멈추게 한다.

열이 나고 아픈 것은 몸이 치료하고 있고, 치료가 가능하다는 증거인데, 그 기능 자체를 무시한다. 다쳤는데도 아프지 않다는 것은 몸의 기능이 떨어졌고, 스스로 치료할 수 없음을 의미한다. 고통으로 괴로워하다가도 죽음을 코앞에 둔 사람이 "이제는 고통마저 사라졌다"고 하는 것은 통증을 느끼지 못할 정도로 몸의 기능이 소멸되었음을 의미한다.

면역 시스템을 무너트리는 약

현대의학의 문제는 통증을 약으로 없애려고만 하지 몸에서 나타나는 증상에 대해 통찰하려고 하지 않는다는 점이다. 당장 아픈 것이 사라지기 때문에 사람들은 병이 나았다고 생각하지만, 착각일 뿐이다. 원인을 찾아내 치료하지 않았기 때문에 약의 효능이 사라지고 나면 증상은 다시 나타난다. 이가 썩어 치통이 있는데 진통제만 먹는다고 해서 치료가 된 것인가? 당연히 썩은 이를 뽑고, 상한 잇몸을 치료해야 한다.

사람들이 가장 쉽게 약을 찾는 경우는 감기에 걸렸을 때다. 감기는 바이러스에 의한 질병이다. 라틴어로 '독'을 뜻하는 비루스에서 유래된 바이러스Virus는 핵산과 그를 둘러싼 단백질이 전부여서 생명체로 보지 않는다. 따라서 아예 치료제가 없다. 게다가 감기를 일으키는 바이러스의 종류도 200여 가지가 넘는다. 그런데 우리가 감기에 걸렸을 때 의사에게서 받는 처방은 무엇인가? 열이 나면 열을 내리고, 콧물이 나면 콧물을 멈추게 하고, 기침이 나면 기침을 멎게 하는, 증상에 따른 처방일 뿐이다. 감기에 걸린 이유도 중요하지 않고, 어떤 바이러스 종류인지도 상관없고, 사람의 체질도 무시당한다. 나이에 따라 용량을 조절한, 똑같은 처방을 받는다. 감기에는 별다른 치료약이 없기 때문에 그저 대증요법을 쓰는 것이다.

게다가 많은 병원이 감기에 항생제를 처방한다. 항생제는 세균, 박테리아를 잡는 약으로 바이러스 때문에 걸리는 감기와는 전혀 상관이 없다. 그런데 항생제를 쓰는 이유는 무엇일까? 우리 몸에는 바이러스 말고 다른 유해균이 많다. 면역세포들이 여기저기 흩어져서 바이러스나 균과 싸우고 있을 때 항생제가 다른 균을 잡아주면 순간적으로 면역세포가 감기 바이러스 쪽에 몰려 싸울 수 있어 약간의 시간을 벌어준다. 항생제가 다른 유해균을 잡으면 왠지 감기가 빨리 낫는 것 같은 착각이 드는 것이다. 그러나 이러한 약물 사용은 정작 심각한 병에 걸렸을 때 약효를 떨어트리게 만든다. 약물 사용으로 인해 바이러스는 내성이 강해지고 변종들이 생기면서 더욱더 사람을 괴롭힌다.

그보다 더 큰 문제는 약이 면역체계를 교란시키고, 약화시킨다는 것이다. 감기몸살에 걸려 열이 나는 것은 병을 이겨내고자 하는 신체의 자연스러운 반응이다. 그런데 해열제로 열을 인위적으로 떨어트려 몸을 차갑게 만들면 면역 시스템은 순간적으로 혼란을 느낀다. 싸워야 할지 말아야 할지 고민한다. 이런 현상이 지속적으로 반복되다 보면 결국 몸이 가지고 있는 본연의 자연치유 능력을 상실하게 될 수도 있다. 감기가 걸리면 열이 나면서 몸이 나른하고 컨디션이 좋지 않다. 이것은 몸이 쉬어야 한다는 신호다. 그런데 약을 먹고 평소와 같이 생활을 계속하다 보면 하루 이틀 만에 나을 감기가 일주일, 열흘이 넘어도 낫지 않는다. 병을 낫기 위해 먹었던 약이 결국 병을 키우는 것이다.

몸은 이유 없이 신호를 보내지 않는다

발진이 있거나 열이 나는 등 특별히 증상이 있는 것은 아닌데도 여기저기 몸이 아픈 경우가 있다. 몸져누울 정도는 아닌데 온몸이 쑤시고, 움직일 수는 있는데 어깨가 결리고, 못 먹을 정도는 아니지만 속이 더부룩하고 소화가 잘되지 않는다. 식은땀이 나기도 하고, 어지럼증도 느낀다. 어딘가 좋지 않은 것 같아 병원에 가서 진찰을 받아보지만, '이상 없음'이라는 진단을 받는다. 의사는 괜찮다고 하지만, 몸은 여전히 아니라고 한다. 좀 더 확실하게 하기 위해 혈액검사, 소변검사, MRI까지 동원해 건강검진을 받지만, 여전히 결과는 '정상'이다. 그래도 아프다고 호소하면 '신경성', '만성 질환'이라는 애매한 진단을 내린다.

몸은 건강할 때와 비교해 어딘가 아프고 불편하다며 신호를 보내는데, 병원에서는 이상이 없다고 한다. 의사가 정상이라고 하면 대개는 '내가 좀 민감한 건가?' 혹은 '괜찮은가보다'라고 생각한다. 반박하고 싶어도 반박할 근거라고는 그저 내가 느끼는 '감'밖에 없으니 어쩔 수 없이 돌아서고 만다. 하지만 이것이 과연 옳은 일일까?

비옥한 토지가 있다. 그런데 한동안 비가 오지 않아 땅이 조금씩 말라가고 있다. 그 땅에 뿌리를 내린 작물은 땅에 저장된 물과 영양을 흡수하고 있어 당장은 문제가 없다. 잎의 끝이 살짝 말랐지만, 걱정할 정도는 아니다. 하지만 미래에도 이 작물이 아무 문제없이 자랄 수 있다고 장담할 수 있을 것인가? 상식적으로 생각하면 답은 나온다. 만약 계속 비가 오지 않거나 물을 주지 않는다면 땅속 물은 고갈되고, 결국 토지는 건조해지고 푸석해질 것이다. 작물도 결국 버티지 못하고 말라비틀어져 죽을 것이다. 토지는 내 몸이고, 물이 말라가는 과정은 현재 나의 생활이다. 작물의 잎이 약간 마른 것이 지금 나의 몸 상태를 보여주는 증상이다.

그런데도 의사는 식물이 멀쩡하니 '정상'이라고 판단한다. 가뭄이 코앞에 닥쳐와 있는데도, 지금 당장 작물이 버티고 있으니 괜찮다는 논리다. 시골의 농부도 논밭을 이렇게 관리하지 않는다. 물의 흐름은 좋은지, 뿌리는 튼튼한지, 영양은 충분한지, 기온은 괜찮은지, 비가 제때 내릴 것인지 걱정하며 매일 밭으로 나가 잡초를 뽑고 관리한다.

과거 약의 효능이 뛰어나지 않았을 때는 증상을 어느 정도 가라앉히며 몸이 스스로 치유해나갈 수 있도록 도왔다. 그러나 약의 효능이 점차 강해지는 데다 사람들이 약에 대한 거부감이 없어 지속적으로 약을 사용함으로써 몸의 통증을 교란시키고, 몸이 보내는 신호를 정상적으로 받아들이는 것을 방해한다. 이래서는 대지의 영양분이 충분한지, 공기가 충분히 습기를 머금고 있는지를 알 수가 없다. 게다가 약에는 내성이 있어 다음에 먹을 때는 좀 더 강한 약, 좀 더 많은 약을 먹어야 효과를 가늠할 수 있다. 만약 약이 몸을 건강하게 지킬 수 있는 면역체계를 무너트리는 원흉이라는 사실을 확실하게 인지한다면 약을 함부로 사용하기란 쉽지 않을 것이다.

데이터와 수치로 환자를 판단하는 현대의학

현대의학은 환자를 사람 그 자체로 보지 않고 데이터, 즉 수치로 본다. 지금의 몸 상태에 이르기까지 어떤 생활을 해왔는지 묻지 않고 병(증상)만 바라본다. 내가 아무리 어지러워도 헤모글로빈 수치가 정상 범위 내면 이상이 없는 것이고, 가끔씩 이유 없이 심장이 뛰어도 혈압이 정상 수치면 괜찮다고 판단한다. 그러나 전 세계 75억 명이 사람이 태어날 때부터 똑같이 생긴 얼굴이 없듯이, 생활습관도 먹는 것도 모두 제각각이며, 똑같은 병에 걸려도 나타나는 증상은 서로 다르다. 그런데 현대의학은 이들을 모두 묶어서 분류하고 단순화하고 수치화해 버린다. 이게 과연 옳은 치료일까?

현대의학은 일종의 과학이다. 초음파, MRI 등 수술이나 진단에 사용되는 의료 기구들은 모두 과학자들에 의해 만들어진 기계다. 의학은 이러한 기계에 의존해 사람을 치료한다. 과학이란 알지 못하는 사실에 대해 '가정'하고 실험을 통해 증명해내는 '활동'이다. 그러다 보니 끊임없이 쪼개고, 나누고, 세분화하고, 파고들고, 분석한다. 숲을 보기보다 나무를 본다. 나무 전체를 보지 않고 가지만, 잎만 본다. 병만 바라보고 사람은 보지 않는 것이다.

현대의학이 과학이라면 한의학은 인문학이다. 현대의학이 미시적이라면 한의학은 거시적이다. 한의학에서는 사람을 하나의 소우주, 자연으로 보고 어디에서 병이 시작했는지 그 원인을 찾아 치료한다. 한의학은 단지, 병만 본 것은 아니라 병이 오기 전에 그 사람의 식습관, 섭생 등 인생을 보고 생활을 본다. 여기서 한의학은 현대의학과는 분명한 관점 차이를 보인다.

'병'을 보는 현대의학 vs. '사람'을 보는 한의학

한의학은 사람이 불편하면 그것을 병으로 본다. 기력이 떨어지면 몸을 보해 주고, 컨디션이 나쁘면 왜 컨디션이 나쁜지를 찾아 해결한다. 현대의학에서는 수치에만 집착하지 몸이 불편한 '이유'와 왜 그런 증상이 나타나는지에 대한 '과거'에 대해서는 무관심하다.

현대의학이 비약적으로 발전한 것은 19세기 이후로 100여 년에 지나지 않는다. 그러나 지식으로 쌓아온 현대의학에는 알아야 할 것이 너무 많다. 해가 지날수록 외워야 할 것들이 산적해가며, 치료가 일률적이다. 그리고 시간이 지난 후 새로운 가설과 이론이 생기면 지금 치료되고 있는 방법은 사장되기도 한다. 하지만 한의학은 2천여 년을 걸쳐 완성된 학문으로 이론과 임상에서 모두 살아남은 유일한 분야다. 자연의 섭리를 담은 음양陰陽 사상과 오행五行 사상을 기초로 풀어내기 때문에 기본 섭리를 이해하면 그 이후에는 환자에 따라, 한의사들의 해석에 따라 처방이 달라지기도 한다. 현대의학에는 지식은 있지만 지혜가 없고, 한의학에는 지혜는 있으나 현대에서 요구하는 과학적인 증명이 부족하다.

몸에서 보내는 통증에 환자 스스로 귀 기울여야

우리는 인간의 몸에 대한 좀 더 강한 믿음이 필요하다. 아프지 않는 것만이 능사는 아니라는 것을 알아야 한다. 조금만 아파도 약국이나 병원을 찾아 아픔 자체를 외면해서는 곤란하다. 물론 심한 통증은 생명까지 위협한다. 끔찍한 통증까지 참아야 한다는 의미는 아니다. 문명이 비약적으로 발달한 현대에서 마취약 없이 생살을 도려내는 행위는 무의미하다. 당연히 도움을 받을 것은 도움 받고, 치료할 것이 있으면 치료해야 마땅하다. 핵심은 몸이 보내는 미묘한 신호에 대한 답을 의사가 처방해 주는 약에만 의존해서는 곤란하다는 의미다.

아프다는 것은 몸이 제대로 작동하고 있다는 증거다. 몸에서 보내는 '통증'은 작은 것도 간과해서는 안 되는 중요한 신호다. 통증이 곧 지금 내 몸의 현주소이기 때문이다. 미약하나마 신호를 지속적으로 보내는 것은 어딘가 문제가 생겼다는 의미이며, 몸의 균형이 무너질 수 있으므로 대비하라는 경고다. 특정할 수 없는 통증에 대해 괜찮다는 의사의 말만 믿을 것이 아니라 환자 스스로 생활을 되돌아보고 점검하고, 판단할 수 있어야 한다.

2장

- 건강한 사람에게도 암세포는 존재한다
- 암은 무서운 병이 아니다
- 수술과 항암제가 치료를 방해한다
- 암에 대한 네 가지 거짓말 : 유전, 전이, 재발, 통계
- 세상에서 가장 까다롭고 유능한 의료진, 면역

암, 면역세포가
건강하면 반드시 잡는다

사람이 가지고 있는 면역의 힘이란 어마어마하다.
어떤 사람은 수술과 항암치료를 어렵지 않게 받아들이고,
어떤 사람은 전혀 견디시 못한다.
면역력이 강하면 몸이 정상적으로 기능하면서
암은 더 이상 크지 않거나 사라질 수밖에 없다.
수술, 항암치료가 없더라도 능히 암을 이겨낼 수 있다.

건강한 사람에게도
암세포는 존재한다

"당신 몸에는 지금 암세포가 있습니다."

의사에게서 암세포가 있다는 말을 듣는다면 대부분의 사람은 '나는 이제 죽는 건가'라는 생각에 머릿속이 하얘질 것이다. 그러나 건강한 사람이라면 전혀 걱정할 필요가 없다. 몸이 알아서 암세포를 없애기 때문이다.

인간의 몸에서는 암세포가 매일 생겨난다. 이 말인즉슨 우리 몸에는 항상 암세포가 존재한다는 의미다. 연구 결과마다 조금씩 차이가 있지만, 인간의 몸에서는 매일 수천에서 100만 개의 암세포가 만들어진다. 한 연구 결과에 의하면 매일 참깨만 한 크기의 암세포가 생겨나고 사라지기를 반복한다[1]. 없어진다고는 하지만 몸속에 암세포가 있다고 생각하면 개운치 않은 것은 사실이다. 좋지 않은 것을 몸 안에 품은 채 살고 싶은 사람은 없기 때문이다.

그런데 암세포는 왜 매일 생겨나는 것일까? 기왕이면 암세포가 없는 완전무결한 몸이면 좋을 텐데, 그럴 수가 없다. 우리가 사는 환경은 완벽하지도, 인간이 흠결 하나 없는 완벽한 생활을 할 수도 없기 때문이다.

인간의 몸은 끊임없이 새로운 세포가 생겨나고, 기능을 다한 세포는 매일 죽는다. 이렇게 날마다 새로운 세포를 만들어내면서 인간의 생명은 유지된다. 그런데 이 세포 분열 과정에 문제가 끼어든다. 잘못된 생활습관이나 오염된 음식, 노화, 스트레스, 술이나 담배 등의 어떠한 원인으로 정상세포가 변한다. 기분이 좋다가 야단을 맞으면 표정이 일그러지고, 불에 데면 피부가 쪼그라드는 것과 같은 이치다. 일종의 돌연변이인 셈이다. 공장에서 부품을 만들 때 아무리 주의를 기울여도 불량품이 생기는 것처럼 우리 몸도 새로운 세포를 만드는 과정에서 불량품이 만들어지는 것이다.

그런데 매일 암세포가 생겨나도 대부분의 사람은 건강하다. 암

---

[1] 《면역혁명》, 이보 도로우 지음, 부광출판사

세포가 점점 커져야 할 텐데, 아무런 증상이 없다. 아프지도 않고, 불편하지도 않다. 왜 그럴까? 건강한 상태에서는 면역세포들이 끊임없이 이런 돌연변이를 찾아내 모두 없애버리기 때문이다.

온갖 공격에도 끄떡없는 인간의 몸

세상은 독 천지다. 각종 이동수단과 공장에서 뿜어져 나오는 매연과 폐수, 온갖 화학물질 범벅으로 만들어진 환경호르몬, 폐에 치명적인 미세먼지(미세먼지는 세계보건기구 산하의 국제암연구소(IARC)에서 1군 발암물질로 지정되었다) 등 지구 곳곳이 온통 오염과 쓰레기로 몸살을 앓고 있다. 바닥까지 보일 만큼 맑고 투명했던 보라카이 해변은 쓰레기더미에 파묻혀 결국 6개월간 폐쇄 결정이 났고, 아시아와 태평양의 바닷속 산호 군락지는 플라스틱 쓰레기로 몸살을 앓고 있다.

멀리 갈 것도 없이 당장 서울시에서는 재활용업체의 비닐 수거 거부로 한바탕 쓰레기 대란을 치렀으며, 우주에서는 우주인 대신 폐기물이 떠다니며 지구를 위험하고 있다. 우주에서 바라본 아름다운 초록의 지구는 과거의 이야기로 지금은 인간이 무분별하게 쏘아 올린 수억 개의 인공위성 파편에 둘러싸여 빛을 잃은 상태다.

이런 환경에서 얻은 먹거리도 결코 안전하다고는 할 수 없다. 각종 생활 폐수로 더럽혀진 강물과 방사선으로 오염된 바다에서 낚아 올린 미세 플라스틱을 잔뜩 먹고 자란 생선, 좁은 닭장 속에서 스트레스를 받으며 낳은 달걀과 동물성 사료를 먹인 고기, 폐해를 알 수 없는 GMO(Genetically Modified Organism · 유전자 조작 농산물)와 여전히 안전성 논란이 끊이지 않는 MSG, 각종 인스턴트식품 등 발암 물질이 차고 넘친다.

마트에서 유기농 코너를 기웃거리고 수돗물 대신 생수를 사서 마시지만, 옆집 농가에서 뿌린 농약에 영향을 받았을 수도 있을 유기농 채소는 믿을 수가 없고, 생수의 뚜껑을 딸 때조차 미세 플라스틱이 떨어져 나온다는 경고에 사람들은 진저리를 친다. 많은 사람이 즐겨 마시는 커피 컵에조차 발암물질 경고문을 부착해야 한다는 미국 법원의 판결문 소식은 또 어떤가. 맨정신으로 먹을 수 있는 것이 지구상에 남아 있는지조차 염려되는 세상이다. 그런데도 사람들은 독극물투성이의 세상에서도 TV를 보고, 밥을 먹고, 웃고, 울고, 싸우고, 대화하며 살아간다.

인간이 만들어낸 독소가 아니라도 우리 몸은 세상에 존재하는 수십억 마리의 세균과 바이러스에 의해 끊임없이 공격받고 있다. 수많은 박테리아와 곰팡이들이 인간의 몸을 숙주로 삼기 위해 호시탐탐 기회를 엿보고 있다. 그야말로 이중삼중의 적에 둘러싸여 위태롭게 살아가고 있는 것이다. 제3자의 입장에서 객관적으로 바라본다면 인간의 생활은 답답하기 짝이 없을 것이다. 그러나 인간은 이런 악조건의 환경에서 남녀가 만나 결혼하고, 아이를 낳고, 미래를 꿈꾸며 태연하게 살아간다.

 사람의 적응력은 뛰어나다. 도저히 살 수 없을 것 같은 조악한 환경에서도 인간이 적응하고 살 수 있는 것은 면역체계 덕분이다. 만약 몸을 지키는 견고한 면역체계가 없다면 지구상에서 '인간'이라는 종은 이미 사라지고 없을 것이다. 사람의 몸은 일견 평온해 보이지만, 몸속은 좋은 세균과 나쁜 세균이 끊임없이 전쟁을 치르는 전쟁터를 방불케 한다. 강물에서 헤엄치는 오리는 평온해 보이지만, 수면 아래의 발은 열심히 발버둥 치는 것처럼 인간의 몸도 이 세상에 지지 않고 살아남기 위해 쉴 새 없이 노력하고 있는 것이다.

암은 무서운 병이
아니다

암이 발병하는 원인은 아직 명확하게 밝혀지지 않았다. 단지 추측할 뿐이다. 현대의학에서는 암이 정상세포가 아니기 때문에 나쁘다는 가정하에 커지기 전에 없애야 한다고 주장한다. 그러나 이것은 현대의학의 오해와 제약회사의 이익에 의한 가설일 수 있다. 몸의 생체 구조는 단순하지 않다. 인간이 현미경으로 수십 년간 들여다봐도 풀어낼 수 없을 정도로 복잡하고, 치밀하다. 암이 생기는 이유 역시 단순하지 않으며, 다른 시각으로 해석할 필요가 있다.

콜레스테롤은 세포 보호에 필요한 세포막을 구성하고, 호르몬을 합성하며, 소화·흡수와 관련 있는 담즙산의 주요 성분으로 우리 몸에 꼭 필요한 성분이다. 그런데 이 콜레스테롤은 오랫동안 동맥경화를 일으키는 주범으로 오해를 받았다.

심혈관 질환으로 사망한 사람의 몸을 해부해 봤더니 혈관 벽에 콜레스테롤이 잔뜩 끼어 있어 이로 인해 혈관이 좁아지고, 혈류에 이상이 생겨 사람이 죽은 것으로 생각했다. 그러나 사실은 혈관 벽이 노폐물이나 독소 등에 의해 손상되고, 손상되어 얇아진 혈관은 심장의 세찬 펌프질에 의해 터질 수 있는 상황이다. 이때 세포막을 구성하는 성분인 콜레스테롤이 혈관이 터지지 않도록 상처를 보호하고 있다고 하면 어떤가? 넘어져서 피부가 까졌을 때 외부에서 세균이 감염되는 것을 막기 위해 딱지가 생기는 것과 같은 이치다. 그렇다면 콜레스테롤 덕분에 오히려 생명이 연장되는 셈이다. 놀라운 신체의 신비를 사람의 부족한 이해력과 잘못된 판단으로 오해한 것이다.

암 역시 질병이 아니라 어떤 기전에 의해 몸을 보호하고 있고, 약해진 면역체계가 보내는 경고라면 어떨까? 치료에 대한 근본적인 생각부터 완전히 달라질 수밖에 없다.

암은 몸을 살피는 '감시병'이다

암이 생기는 원인은 환경에서 발생하는 독소(발암물질)와 오염된 음식 등의 외적인 요인과 스트레스 등에 의한 내적인 요인으로 보고 있다.

외적 요인에서 대표적인 것은 잘못된 식습관이다. 첫째가 과식이나 지나친 육식이다. 육식동물은 사람보다 위액이 20배나 많이 나오기 때문에 호랑이나 사자 같은 동물은 아무리 고기를 많이 먹어도 문제가 없다.

하지만 사람은 육식동물에 비해 소화력이 훨씬 떨어지기 때문에 고기를 많이 먹으면 소화가 잘 안 된다. 음식이 위에서 소화가 덜된 채 다음 장기로 넘어가면 그곳에는 소화액이 없기 때문에 세균이 남은 음식을 분해한다. 분해를 한다는 말은 곧 썩는다는 의미다. 썩으면 노폐물이 생기고, 노폐물은 혈관을 타고 돌아다니며 인체에 영향을 미치는 독소가 된다.

동물성지방이나 트랜스지방을 많이 먹어도 혈액 농도가 짙어지고 끈적거려 혈액순환 장애가 생긴다. 건강에 있어 혈액순환은 아주 중요하다. 혈액순환만 제대로 되도 큰 병에 걸리지 않는다. 혈액 속에 있는 영양, 산소 등이 신체 구석구석 전달되기 때문이다.

혈액순환에 장애가 생겨 영양소와 산소가 공급이 잘 안 되면 그때부터 문제가 발생하기 시작한다. 영양소와 산소가 공급되지 않으면 어떤 일이 생기게 될까? 극단적인 예로 동상이 있다. 손가락이나 발가락이 동상에 걸린 상태로 그대로 두면 조직이 괴사해 잘라내야 한다. 얼어서 썩는 것이 아니라 영양소와 산소가 공급되지 않기 때문에 썩는 것이다.

암세포는 산소가 없는 데서 자란다는 것을 많은 사람이 상식처럼 알고 있다. 현대의학에서는 산소가 없으면 암이 생긴다는 것을 밝혀냈다. 산소가 왜 없는 걸까? 정상적이라면 충분한 산소가 있어야 한다. 핏속에 노폐물이 쌓여 혈관이 두꺼워졌다거나 염증 등의 이유로 영양과 산소가 제대로 전달이 되지 않은 것이다. 이처럼 신체의 어느 부위에 영양소나 산소가 제대로 전달되지 않으면 문제가 발생하고, 그 부분이 괴사할 수 있다. 이를 막기 위해 암세포가 그 부위를 덮어 보호하는 것이다.

쉽게 말해 혈액 속에 독소가 많으면 세포는 살기 위해 적응하고 변한다. 예를 들어 위염이나 간염을 그대로 방치하면 위암이나 간암이 된다. 가만히 있으면 죽을 것 같기 때문에 이를 방지하기 위해 생기는 것, 이것이 암인 것이다.

암세포 킬러 'NK세포'

우리 몸의 혈액 속에는 백혈구가 있다. 백혈구는 거대한 혈액의 바다를 자유롭게 돌아다닌다(인간의 몸에는 성인 남성 70kg 기준 보통 6 *l* 정도의 혈액이 있다). 백혈구는 과립구 Granulocyte, 단핵구 Monocyte, 림프구 Lymphocyte 세 가지로 크게 나뉜다. 이 중 면역체계와 관련된 것은 림프구로 림프구는 전체 백혈구 수의 25~28%를 차지한다. 아이가 태어나면 림프구는 전체 백혈구 중 약 50%를 차지하는데, 이는 엄마의 몸속에서 보호받다 세상으로 나오면서 갑자기 세균과 바이러스에 노출되면서 일시적으로 면역체계가 강화되기 때문에 나타난 현상이다. 시간이 지나면서 환경에 익숙해지면 아이의 림프구도 서서히 낮아진다.

림프구 중에 있는 T세포와 B세포는 체내에 들어오는 이물질을 없애는 역할을 한다. 부지런히 온몸을 돌아다니며 평소 보지 못하던 이물질이 나타나면 "어? 너는 우리랑 다른데? 죽어줘야겠어!"라며 이물질을 없애버린다. 림프구 중에는 T세포도 B세포도 아닌 NK세포가 있다. '자연살해세포'라고 불리는 이 NK세포는 암세포만 끈질기게 추적해 파괴한다. 이것이 바로 면역체계가 하는 일이다.

백혈구는 자율신경이 균형을 이루고 있을 때는 활동성이 좋다. 당연히 면역력도 좋다. 그런데 스트레스를 받으면 세밀하게 몸의 조절 기능을 하는 자율신경이 무너져 내린다. 자율신경을 구성하는 교감신경과 부교감신경의 밸런스가 파괴되는 것이다. 신체가 위급한 상황일 때 이에 대처하는 교감신경이 흥분하면 과립구가 늘어나고, 림프구가 줄어든다. 림프구가 줄어들면 당연히 NK세포의 활동성이 떨어지고, NK세포의 활동성이 떨어지면 매일 생기는 암세포를 제거하지 못한다. 이처럼 스트레스를 받아 몸의 균형이 깨지면 암을 비롯해 건강이 나빠지는 원인이 되는 것이다.

암치료에서 수술과 항암치료가 위험한 것은 바로 이 지점이다. 수술은 육체적으로나 정신적으로 많은 부담을 안긴다. 스트레스의 강도가 상상도 못할 정도로 크다. 사람은 심하게 놀라기만 해도 몸살에 걸린다. 몸이 갑작스럽게 긴장하기 때문이다. 수술도 온몸을 긴장시키며 스트레스지수를 높인다. 몸을 갈라 속을 헤집어 놓으니 당연히 그럴 수밖에 없다. 항암치료나 방사선치료는 더하다. 치료를 하면 할수록 스트레스와 더불어 치료제(독)로 인해 안 그래도 제 기능을 못하는 NK세포의 활동성이 더 떨어지면서 몸의 면역체계는 말할 수 없을 정도의 나락으로 떨어지게 되는 것이다. 이러한 결과는 쥐를 대상으로 한 방사선 연구 사례를 보면 알 수 있다. 건강한 쥐에게 암이 생기게 하려면 암세포 100만 개를 주사해야 한다. 1만 개나 10만 개 정도는 쥐가 가지고 있는 면역체계로 쉽게 없애 버리기 때문에 100만 개는 주사해야 한다. 그런데 쥐에 방사선을 쬐면 암세포를 100개만 주사해도 암이 생긴다.[2] 림프구 수가 줄어들면서 NK세포 수도 줄어들기 때문이다.

암이 감기보다 쉽다

우리는 암이 강할 것이라고 착각하지만, 의외로 약하다. 생각보다 쉽게 사멸된다. 매일 생기는 암세포가 정말 강하다면 NK세포가 훌륭하게 우리 몸을 지키지 못할 것이다.

암이 생겨나고 치료하는 과정을 알면 암치료는 감기보다 쉽다. 사람들은 감기를 대수롭지 않게 생각하지만, 심해지면 폐렴으로 진행해 사망할 수도 있는 가볍지 않은 질병이다. 암보다 더 쉽게 걸리며, 치료 방법도 없다. 그저 우리 몸의 면역체계가 잘 가동해 낫기를 기다릴 수밖에 없다. 그런데 암환자 중 감기에 걸려 이불을 뒤집어쓰고 땀을 뻘뻘 흘리다 암이 나았다는 보고도 있다. 암세포가 열에 약하기 때문이다. 같은 논리로 암 때문에 면역치료를

---

2 《면역혁명》, 이보 도로우 지음, 부광출판사

받다 보면 감기에 걸리지 않는 현상을 발견하기도 한다. 몸의 면역력이 강해지기 때문이다.

암도 감기와 마찬가지로 면역체계를 정상적으로 되돌리면 저절로 나을 수 있다. 감기에 걸렸다고 병원으로 달려가 기도를 자르거나 코를 수술하는 환자는 없다. 감기 때문에 재채기가 너무 심하니 기관지를 수술하자고 하는 의사도 없다. 누군가 "기침 때문에 너무 괴로워요. 기관지를 잘라 주세요"라거나 "콧물 때문에 힘들죠? 코를 잘라 버리세요"라는 의사가 있다면 뭐라고 할 것인가? 두말할 것도 없이 미쳤다고 할 것이다. 그런데 우리는 그런 일을 의사의 권유로 버젓이 하고 있는 것이다.

면역체계가 무너져 내리면서 암세포가 자랄 수 있는 환경이 만들어졌다면 면역체계를 다시 굳건하게 만들어 암이 자랄 수 없는 환경을 만들면 된다. 그러면 암은 저절로 사라진다. 암세포는 우리 몸이 전혀 알지 못하는 외계에서 뚝 떨어진 낯선 적이 아니다. 인간이 태어난 이후 매일 몸에서 생겨났던 세포의 돌연변이 중 하나이며, 몸이 건강했을 때는 몸속 면역체계가 싸워 거뜬히 이길 수 있는 적이다. 형체를 모르는 적은 싸우기 어렵지만, 알고 있는 적은 싸워 이기기 쉽다. 내 몸속의 면역체계가 수없이 싸워 이긴 경험이 축적되어 있기 때문이다.

수술과 항암제가
치료를 방해한다

암은 면역력이 떨어져서 몸에 이상이 생기고 그를 보호하기 생겨난 것인데, 많은 환자들은 몸이 가지고 있는 치료 시스템을 믿기보다 현대의학의 '기술'을 믿는다. 수술은 정신적으로든 육체적으로든 부담을 줘 수술 후에는 인체의 면역력을 더욱 떨어트린다. 면역력이 떨어져 있는 상태에서 항암제를 투여하는 것은 가뭄에 바짝 말라 있는 밭에 물과 비료를 주기는커녕 제초제를 뿌리는 것과 똑같은 논리다. 잡초를 잡겠다고 아예 곡식이 자라지 못하는 땅으로 만들어 버리는 것이다. 이해를 돕기 위해 암이 발생하는 기전과 치료하는 과정을 흐름도로 표현해 보면 다음과 같다.

암 발생과 치료 과정

매일 암세포가 생긴다
1일 5,000~100만 개

▼

NK세포가 암세포를 없앤다

▼

여러 이유로 몸의 면역력이 저하된다
(잘못된 식생활, 스트레스, 흡연 등)

▼

NK세포가 제 기능을 못한다
암세포를 없애지 못한다

▼

병원에서 암 진단

암세포의 수가 늘어난다(커진다)

▼

면역치료

면역력을 원상태대로 돌린다
규칙적인 생활, 영양 섭취, 운동 등으로 치료한다

▼

면역체계가 제대로 기능한다
NK세포가 활성화된다

▼

암세포 수가 더 이상
늘어나지 않는다
or 암세포가 줄어든다

일반치료

수술 및 항암치료를 받는다
체력이 저하되고 치료로 인한 스트레스를 받는다

암세포는 계속 매일 생기고 있다

▼

면역력이 더욱 나빠진다
NK세포 기능이 더욱 떨어진다

▼

다른 부위에서 암 덩어리가
또 발견된다
(현대의학이 말하는 전이, 재발)

기계가 한 대 있다. 멀쩡한 기계지만, 오랫동안 사용하지 않거나 제대로 관리를 하지 않아 기계 사이사이에 녹이 슬어 작동을 하지 않는다. 겉으로만 보기에는 고장이 나서 다시 사용할 수 없을 것 같다. 하지만 녹을 제거하고, 기름칠을 해서 윤기를 내면 다시 새것처럼 사용할 수 있다. 그런데 정비사가 수리를 한답시고 녹을 제거하는 대신 기계 부속 자체를 덜어내거나 일부를 잘라내 버리면 어떻게 될까? 기계 전체에 기름칠을 해 부드럽게 작동하도록 만들어야 하는데, 녹이 슨 부위에다 부식 예방제를 들이부어 더는 녹이 생기지 않도록 하는 데만 치중하면 어떻게 될까? 이 기계가 제대로 작동할 수 있을까? 녹이 슨 부위가 잘려나간 기계는 이미 정상적이지 않다. 작동을 해도 이전 상태와 같지 않다. 수술이란 바로 이런 상황이고, 우리는 스스로 몸을 이런 상태로 몰아가고 있는 것이다.

사람들은 오해한다. 암이 생겼기 때문에 아픈 것이라고. 아니다. 반대다. 암이 생겼기 때문에 아픈 것이 아니라 몸이 아프기 때문에 암이 자라는 것이다. 몸이 튼튼하고 건강하다면, 면역력이 강하면 몸이 정상적으로 기능하면서 암은 더 이상 크지 않거나 사라질 수밖에 없다. 수술, 항암치료가 없더라도 충분히 암을 이겨낼 수 있다.

  면역력이 떨어진 상태에서 감기에 걸리면 죽을 수도 있다. 감기 때문이 아니라 저하된 면역력 때문에 합병증에 걸리기 때문이다. 면역력이 현저히 떨어진 상태에서 몸집을 키우는 암도 마찬가지다. 이 논리에 대해 거부감을 드러내거나 반감을 표하는 사람이 있을 수도 있다. 그러나 신비로운 인간의 몸을 믿고, 상식적으로 생각한다면 능히 이해할 수 있는 부분이다.

암에 대한 네 가지 거짓말
: 유전, 전이, 재발, 통계

관절염과 중풍 환자를 주로 진찰하는 병원에서 재미있는 전단을 본 적이 있다. 엘리베이터를 탔는데 '환자를 만나고 돌아가실 때는 청결히, 전염될 수 있습니다'라고 써 붙여둔 것이다. 관절염이나 중풍은 전염되는 병이 아니다. 그런데 이런 전단을 붙여둔 것은 무슨 이유에서였을까?

대학병원에 가면 이런저런 환자가 있고, 그중 감기처럼 공기 등을 통해 전염될 수 있는 병이 있다 보니 이런 전단을 붙이기도 하는데, 아무 생각 없이 큰 병원을 따라 한 것인지, 병원을 깨끗하게 사용하고 싶은 의도였는지는 모르겠다. 이 전단의 내용을 날카

롭게 지적하며 옳고 그름을 따지지 않고 무심코 본 사람들이라면 은연중에 중풍도 전염이 될 수 있는 질병이라고 착각하며 집으로 돌아갔을 수 있다.

우리는 이처럼 평소 잘못된 정보를 진짜라고 착각하며 받아들인다. 암도 마찬가지다. 우리는 흔히 암이 유전이 된다고 생각하지만, 그렇지 않다.

암은 유전되지 않는다

우리는 아버지가 위암에 걸리면 아들도 위암에 걸릴 확률이 높고, 어머니가 유방암에 걸리면 딸도 유방암에 걸릴 위험이 크다고 알고 있다. 멀쩡한 양쪽 가슴을 절제해 세계를 놀라게 한 세계적인 여배우 안젤리나 졸리의 케이스만 보더라도 그렇다. 안젤리나 졸리의 어머니는 10여 년간 난소암 투병을 하다 죽었다. 안젤리나 졸리는 이러한 가족력을 걱정해 검사를 받았고, 암에 걸릴 확률이 87%에 이른다는 결과를 받아들고 절제술을 선택했다.

그러나 암은 유전과는 크게 상관없다. 2016년 미국에서 발표된 논문[3]에 따르면 암뿐만 아니라 고혈압, 당뇨병, 비만, 고지혈증,

---

3 Rappaport, Stephen M. "Genetic factors are not the major causes of chronic diseases." PLoS One 11.4 (2016): e0154387.

동맥경화증 등 만성 질환에 있어서 유전자 영향은 매우 미미한 것으로 나타났다. 이 연구팀은 유전자가 완전히 동일한 쌍둥이를 대상으로 연구한 결과 암의 유전자 영향은 10% 안팎이라고 밝혔다. 천식과 갑상선 질환에 한에서만 유전자의 영향이 40% 이상이었고, 그 외 각종 만성 질환의 발생에 미치는 유전적 요인의 영향은 크지 않았다.[4]

  암은 유전적 요인이 아니라 환경 요인에서 비롯된다. 비만과 비슷하다. 비만 부모에게서 비만 자식이 있는 것은 유전 때문이 아니다. 식습관이 비슷하기 때문이다. 가족들은 보통 비슷한 패턴으로 식사를 한다. 어머니가 해준 음식에 입맛이 길들여지고, 부모가 먹는 대로 자식도 함께 먹는다. 부모가 기름진 음식을 많이 먹고, 불규칙하게 식사를 하고, 식사를 끝내자마자 누워서 TV를 보거나, 밤 11시에도 치킨이나 라면을 끓여 먹으면 자식도 대부분 그렇게 생활한다. 무의식중에 그렇게 생활해도 괜찮다고 받아들인다. '가랑비에 옷 젖는다'는 말처럼 정상적인 체중을 유지하던 아이도 점차 부모와 비슷한 입맛과 습관을 가지게 되고 서서히 비만으로 나아간다. 암도 마찬가지다. 아버지가 암인데 아들도 암에 걸렸다면 그것은 유전이 아니라 비슷한 생활 패턴, 비슷

---

[4] 레디앙, '건강 불평등 심화시키는 보건의료 빅데이터 계획'(2017.12.13)

한 식습관에서 기인한 것이라고 봐야 한다.

  암은 정상세포가 분열하는 과정에서 손상이 일어나 암세포로 바뀌는 것이지 처음부터 악성인 유전자는 없다. 암은 우리의 몸에서 매일 생겨나는 암세포를 제어하지 못하기 때문에 생겨나지, 태어날 때부터 가지고 있는 것은 아니다.

암의 메커니즘을 알면 전이와 재발은 없다

  암의 재발과 전이에 대해서도 다시 한 번 생각해 보아야 한다. 재발이란 암을 잘라낸 부위에 다시 생겨나는 것이고, 전이란 암이 다른 장기나 부위에 생기는 것을 말한다. 그러나 암이 생기는 메커니즘을 이해하면 재발과 전이라는 이야기는 할 수 없다.

  암은 면역력 저하로 인해 몸의 기능이 정상적으로 작동하지 않아서 생긴 것이다. 그런데 암을 없애기 위해 수술하면 몸에 엄청난 스트레스를 준다. 암 덩어리는 없어졌을지 모르지만, 약해진 면역체계가 더 기능을 못한다. 그런데 앞에서도 이야기했듯이 암세포는 매일 생긴다. "암이 커져 덩어리가 되었으니 이제 더는 암세포를 만들어내지 않겠습니다"라거나 "수술했으니 사정을 봐서 당분간은 쉬겠습니다"라는 공식이 성립되지 않는다. 사람이 살아 있으면 세포는 분열하고, 세포가 분열하면 암세포도 매일 생길 수밖에 없다. 건강할 때는 끄떡 없이 암세포를 없애지만, 면역력이 약한 상태에서는 암세포를 제대로 잡지 못하고, 수술로 인한 스트레스로 인해 면역 시스템은 더욱 약해진다. 당연히 매일 생기는 암세포를 어쩌지 못한다. 그러다 보니 어딘가 약한 부위에서 암세포가 생겨도 NK세포가 제대로 처리를 하지 못해 다시 암세포가 커질 수밖에 없다. 이것을 현대의학에서는 '재발' 혹은 '전이'라고 표현한다.

현대의학에서는 암세포가 혈액과 림프를 따라 떠돌다가 다른 장기 등에 정착해 암세포가 증식한다고 한다.[5] 즉, 전이가 일어난다는 것이다. 하지만 면역력이 약해져도 혈액 속에는 영양소와 산소가 충분하다. 그리고 백혈구, 즉 NK세포가 있다. 암세포가 떠돌아다니지 못한다. NK세포가 제 기능을 못할 만큼 커다란 암 덩어리가 아닌 이상 혈액을 따라 암이 전이되는 것은 쉽지 않다.

항암치료나 방사선도 마찬가지다. 암세포가 증식하지 않도록 치료한다지만, 오히려 이런 치료가 몸 상태를 더 나쁘게 한다. 암에만 방사선을 조사한다고 하지만, 몸 곳곳에서 매일 생겨나는 암세포를 어떻게 찾아내서 방사선으로 없앨 것인가? 가능할 리가

---

5 네이버 지식백과, 서울대학교병원 의학정보 '전이'

없다. 그렇기 때문에 이런 치료는 환자를 살린다기보다 오히려 암세포가 더 잘 자랄 수 있는 환경을 만드는 것이라고 볼 수밖에 없다.

암을 제거했음에도 왜 다시 재발하는지, 그 근본 이유부터 다시 생각해야 한다. 몇 년에 걸쳐서 항암치료를 받아도 암이 계속 생기는 이유에 대해서 따지고 들어야 한다. 현대의학에서 말하는 것처럼 남아 있던 암세포가 숨어 있다가 무한 증식하면서 퍼지는 것이 아니다. 원래부터 암세포는 여러 가지로 이유로 매일 생겨났다. NK세포가 이런 암세포를 처리했기 때문에 평소에는 암 걱정 없이 살 수 있었다. 하지만 면역력이 떨어지면 감기에 걸리는 것처럼 암도 커질 수밖에 없다. NK세포가 활성화되지 못해서 그렇다. 그게 인간의 생체 구조다.

5년 1일을 살아도 암 완치? 허구의 통계

할아버지 한 분이 병원에 찾아오셨다. 할머니가 위암 3기 진단을 받고 수술한 뒤 항암치료를 받았는데, 항암치료 3번 만에 더 이상의 치료는 고사하고 항암치료의 부작용으로 설사와 고열을 반복하며 밥도 못 먹을 정도가 되었다고 호소하셨다. 하루하루 죽을 날만 기다리는 할머니를 위해 뭔가 방법이 없겠냐며 할아버지가 안타까워하며 물어오셨다. 이런 상태의 환자에게 병원에서 하는 것이란 환자가 항암치료를 받을 수 있을 만한 기력이 되돌아오길 기다렸다 다시 항암제를 투여하는 것이다. 사람을 살리고자 하는 치료라고 하지만, 정작 환자는 사람답게 살지 못한다.

나는 10년 동안 암이 6번이나 생기는 환자를 본 적이 있다. 10년 동안 살고자 하는 욕망으로 그 모든 치료를 견뎌냈겠지만, 그 환자를 포함한 가족의 생활이 과연 질 좋고 행복한 삶이었다고 할 수 있을까?

병원에서는 암치료에 대해 완치라는 표현을 쓰지 않는다. 대신 '5년 생존율'이라는 이상한 통계를 내세운다. 암은 통계를 낼 수 없다. 사람마다 체질이 다르고, 살아온 환경이 다르고, 식습관이 다르며, 암에 걸린 이유도 모두 다르다. 발병 부위도 다르고, 치료 방법이나 횟수도 같지 않다. 이처럼 전제 조건 자체가 다른데 통계를 낸다는 것은 무의미하다. 그런데 병원은 무조건 5년을 살면 완치가 되었다고 여기며 수술이 성공적이었다고 자평한다. 환자와 가족들의 삶이 고통당해도 병원은 통계 수치가 올라가는 것만으로 만족한다.

여기서 한 가지 짚고 넘어가야 할 것은 통계의 오류다. 미국의 유방암 환자의 5년 생존율은 89%에 이르는 것으로 보고되고 있다. 하지만 이는 같은 연령대에 유방암에 걸리지 않은 일반 여성과 유방암 환자의 사망률을 비교해서 낸 수치일 뿐이다. 실제 유방암 환자의 비교 생존율이 아니라 실제 생존율은 29%에 지나지 않는다. 71%가 치료를 받다 5년 이내에 사망한다.[6] 또 수술 후 암이 다시 생겨 투병하다 5년 하고 하루밖에 더 살지 못해도 이 환자는 성공한 케이스에 속한다. 5년을 채웠기 때문이다. 이것이 과연 환자를 위한 치료이고 통계인 것인가, 아니면 더 많은 환자를 병원으로 불러들이기 위한 꼼수인 것일까? 결국 통계란 더 많은 사람을 꾀기 위해 홍보용으로 이용하는 수단일 뿐이다.

건강검진을 받았는데 이상이 없다가 6개월 후에 건강검진을 다시 받았는데 암이 발견되는 경우가 있다. 이는 면역력이 급격하게 떨어져 암이 갑자기 커진 것이라고 보기에는 무리가 있다. 암은 6개월 만에 갑자기 커지지 않는다. 보통 건강검진에서 확인할 정도로 커지는 데는 5~6년 이상 시간이 걸린다. 결국 오진이라는 의미다. 그런데 이런 말은 아무도 하지 않는다. 그냥 암이 갑자기 커졌다고 이야기한다.

암에는 개중 천천히 진행되는 암도 있다. 만약 수술을 하지 않

---

[6] 《환자혁명》, 조한경 지음, 에디터

았다면 5년 이상을 살 수 있는데도 수술과 항암치료로 몸 상태가 급격하게 나빠져 5년밖에 못 사는 경우도 분명 있을 것이다. 그런 예로 멀쩡하게 아무런 문제없이 잘살던 사람이 건강검진을 받으러 갔다 병원에서 암 진단을 받고 난 후 완전히 폐인처럼 변해 버리는 경우가 종종 있다. 수술과 항암치료 때문이다. 이처럼 항암치료로 악화된 건강, 몸의 신체 능력(면역력)을 원래대로 되돌리기 위해서는 환자가 인내심을 가지고 오랫동안 노력해야 한다.

건강검진으로 폐암 초기인 것을 발견한 60대 후반의 남자 환자가 있었다. 사회 활동을 활발하게 하시던 이 분은 폐암이라는 진단을 받고도 수술을 거부했다. 천수대로 살고 가겠노라며 본래의 삶을 유지했다. 그리고 10년 이상 일반 사람들과 똑같이 생활하다 폐암 말기로 사망했다. 정기적인 검진을 받았지만, 암으로 인해 삶의 질이 크게 떨어지거나 하지 않았다. 말기에 이르러서 기침이나 가슴의 답답함 등 통증을 호소했으나 결국 수술을 받지 않았다. 만약 이 분이 60대 후반에 수술을 받았다면 어떻게 되었을까? 5년 이내에 사망했을 것인가? 20년 이상을 사셨을 것인가? 이것은 누구도 단정하지 못한다. 게다가 삶의 질까지 고려한다면 이 환자의 선택이 어리석은 일이었다고 과연 누가 이야기할 수 있을까? 이처럼 5년 생존율의 통계가 얼마나 허구인지 여러 가지 연구 사례로 속속 드러나고 있다.

　암의 메커니즘을 이해하면 수술이 얼마나 심각한 도박인지 알 수 있다. 암이 내 몸속에 있다는 것을 견디지 못하고 없애고 싶은 환자의 마음은 이해한다. 오래되고 허름한 집을 싹 고쳐서 새집에서 살고 싶은 마음과 같을 것이다. 그러나 건강하게, 잘살고 싶다면 수술만큼은 신중하게 접근해야 한다.

　암은 촌각을 다투는 응급한 질병이 아니다. 당장 수술을 해야 할 만큼 급박하지 않다. 따라서 암에 걸렸다고 해서 무조건 수술 날짜부터 잡기보다 한두 달이라도 시간을 투자해 환자 나름대로 정보를 찾아보고 자신의 삶을 돌아볼 시간을 가질 필요가 있다.

　치료를 하면서 가장 어려운 것은 암환자들의 올바른 인식이다. 암환자에게도 치료의 기준점이 있어야 하는데, 그 기준이 수술, 항암, 방사선, 이 세 가지밖에 없다. 이 때문에 고통받는 것은 다른 누구도 아닌, 암환자 자신이다.

　나는 1기라고 해도 수술을 받지 않기를 권한다. 다이어트도 계속하면 살이 빠지기 힘든 몸이 되고, 요요현상도 더 빨리 찾아오듯 극도로 면역력이 떨어지는 상황을 일부러 만들 필요는 없다. 세포에 영양 성분이 잘 스며들도록 하고, NK세포가 정상적으로 기능하게끔 만들어주면 암세포는 저절로 물러간다. 다시 건강한 상태로 되돌아갈 수 있다.

　사람이 가지고 있는 면역의 힘이란 어마어마하다. 어떤 환자는 수술과 항암치료를 어렵지 않게 받아들이고, 어떤 사람은 전혀 견디지를 못한다. 이것도 그 사람 본래의 면역력이 어느 정도이냐에 따라 나타나는 현상이다. 면역력에 의해 병을 이겨내기도, 무력해지기도 하는 것이다.

　항암치료를 받는 사람 중에 본인은 치료를 받기 싫지만, 가족들 때문에 어쩔 수 없이 고통을 감내한다는 분들이 계시다. 자신이 계속 치료를 거부하면 자식이나 배우자들이 마음이 편하지 않다는 걸 알기 때문이라고 한다. 자신이 죽고 난 후 아무것도 해주지 못했다는 생각 때문에 괴로워할 가족들을 위해 그 힘든 항암치료를 견딘다는 것이다. 병이란 그런 것이다. 환자 본인뿐만 아니라 가족을 포함한 많은 사람의 삶이 걸려 있다. 그런 만큼 더욱 신중해져야 하는 것이 암치료다.

세상에서 가장 까다롭고
유능한 의료진, 면역

면역체계의 기본적인 원리는 나와 다른 이물질을 구분해내는 것이다. 면역체계는 몸속에 평소에 보던 것과 다른 이물질이 들어오거나 변이를 일으킨 것이 있으면 싸울 채비를 한다. 좀 더 쉽게 설명하자면 우리 몸은 경비병, 군인, 통신병, 무기 공장, 책사 등으로 구성된, 아주 복잡하면서도 치밀하게 짜인 군대를 갖추고 있다. 언제, 어디서든 적군이 쳐들어와도 싸울 수 있도록 24시간 삼엄하게 경계 태세를 갖추고 있다. 적이 나타나면 때로는 싸워서 섬멸하고, 때로는 포로로 삼거나 회유해 몸에 적응하도록 만든다. 내부에 배신자가 생기면 색출해 없애는 것도 면역체계의 역할이다.

어떠한 환경에서도 인간이 살 수 있도록 끊임없이 체제를 정비하고 방어 태세를 갖춘다.

군대라는 면역체계가 막강하면 좀처럼 병에 걸릴 일은 없지만, 반대로 몸속 군대가 약해지거나 이상이 생기면 서서히 외부 세력에 몸을 점령당해 병이 들거나 내부적으로 혼란을 일으켜 같은 아군끼리 공격하고 싸우는 사태가 발생하기도 한다(이것이 '자가면역 질환'이다). 이처럼 면역이란 외부의 물질, 내부의 이상 반응을 제어하고 컨트롤하는 상태를 말하며, 다행히 항상 이런 상태를 유지하고자 하는 '항상성'을 지니고 있다.

암세포 역시 면역체계에서 보았을 때는 이물질이다. 그렇기 때문에 매일 암세포가 생겨나도 면역력만 정상이면 암세포를 모두 없앤다. 암세포가 1만 개이든 100만 개이든 인간의 몸을 이루고 있는 60조~70조 개의 세포에 비하면 극히 일부다. 여기서 중요한 것은 숫자가 아니다. 눈여겨보아야 할 것은 건강할 때는 아무 문제가 없다가 면역력이 떨어지면 매일 생겨나는 암세포를 처리하지 못해 암세포가 점점 개체 수를 불려 나가게 된다는 사실이다. 몸이 약해지면서 돌연변이가 생기고 그중에서 면역세포가 처리를 못하는 세포가 있으면 그것이 암으로 발전하는 것이다.

건강한 몸에서는 암세포가 살지 못한다

여기서 한 가지 질문을 해보자. 암세포가 하나도 생기지 않는 몸을 건강하다고 할 수 있을까? 만약 암세포가 하나도 없다면 몸에는 훨씬 더 큰 문제가 생길 수 있다. '용불용설用不用說', 생물에는 환경에 대한 적응력이 있어, 자주 사용하는 기관은 발달하고 그렇지 않은 기관은 퇴화한다는 학설처럼 암세포가 아예 없으면 그에 대처하는 면역 시스템도 퇴화하고 만다.

현대의 질병이라고 할 수 있는 아토피가 너무 깨끗한 환경 때문이라는 주장이 있다. 흙도 만지고, 놀이터에서도 놀며 적당히 더럽게 지내면서 세균에 대한 내성을 길러야 하는데, 지나치게 깨끗한 곳에서만 지내다 보니 환경에 적응하는 능력이 떨어져서 생긴 것이 아토피라는 것이다.

자동차나 가전제품 등 기계도 사용하지 않고 그대로 두면 녹이 슬고, 고장이 난다. 사람의 몸도 마찬가지다. 사용하지 않는 기능은 퇴화하기 마련이다. 꼬리뼈나 사랑니처럼 사용하지 않는 기관은 인간의 몸에 흔적만 남기고 사라졌다. 아예 스트레스가 없는 것보다는 적절한 스트레스가 있어야 생활에 적당한 긴장과 활력을 주는 것처럼 매일 일정한 암세포가 생기고 이를 방어하고 없애는 과정을 통해 몸의 면역체계가 활성화되고 제대로 기능할 수 있다. 우리가 예방주사를 맞는 것도 결국 균에 대한 항체를 만드는, 인위적으로 면역력을 강하게 하는 행위다. 이처럼 건강한 몸에서는 돌연변이인 암세포가 생겨나더라도 절대 살 수 없다.

무병장수의 비밀은 면역력

사람의 몸은 신비롭다. 오래전부터 사람들은 과학 혹은 의학이라는 이름으로 상상을 초월하는 돈을 들여 인체에 관해 연구하고 있지만, 아직도 많은 부분이 미지의 영역이다. DNA를 발견해 유전자를 설명하고, 뇌를 연구해 신경세포를 이야기하지만, 생명의 신비에 대해 명확하게 설명할 수 있는 것은 그다지 많지 않다. 인간의 자연치유력 또한 마찬가지다. 살이 찢어지면 꿰매지 않아도 저절로 새살이 돋는다. 뼈가 부러졌을 때 억지로 고정하지 않아도 뼈는 다시 붙는다. 인간의 몸은 수많은 위험이 도사리고 있는 지구에서 살아갈 수 있도록 이미 최적으로 시스템화되어 있다.

사람은 누구나 늙는다. 노화를 피할 수 있는 방법은 없다. 나이가 들수록 면역력이 떨어지는 것을 수치화시키기는 어렵지만, 면역세포 역시 노화하는 것은 분명하고, 그렇기 때문에 나이가 들면 면역력이 떨어지는 것은 피할 수 없는 일이다. 선천적으로 면역력이 약하게 태어나지만 않았다면 올바른 관리로 면역력을 일정 수준 유지할 수 있다. 80세, 90세에도 아프지 않고 정정하게 사시는 분들이 바로 면역력을 잘 관리하신 분들이다.

현대를 살아가는 우리는 병에 취약한 환경 조건 속에서 살아가고 있다. 그러나 건강하게 장수하는 사람도 분명 있다. 100세 이상 장수하는 사람들이 과연 깨끗한 지역에서 좋은 음식만 먹어서 그런 것일까? 면역력이라는 인간 속에 내재된 능력이 없다면 그들 역시 병에 풍전등화와 같은 존재일 것이다. 우리는 비슷비슷한 조건을 가지고 살아간다. 누구도 200세, 300세까지 살 수는 없다. 그러나 환자로서가 아니라 건강한 생명으로 불꽃을 다하고 살기 위해서는 분명 일정 부분 노력이 필요하다. 그리고 그 전 단계로 먼저 인간에게 주어진 신비의 힘, 면역력에 대한 강한 신뢰가 있어야 한다.

지피지기백전불태知彼知己百戰不殆. 질병을 치료하기 위해서는 우선 몸을 알아야 한다. 그리고 질병에 대해 이해해야 한다. 그래야 그에 대한 치료도 현명하게 선택할 수 있다. 우리 몸의 면역체계는 세상의 그 어느 의사나 병원보다 더 믿음직한 주치의이자 약국이다. 이 면역체계만 제대로 활용한다면 현실의 그 어떤 병원이나 의사보다 안전하게 내 몸을 지킬 수 있다.

3장

- 면역력이 사람을 죽이고 살린다
- 1단계_암치료, 나를 돌아보는 것에서 시작된다
- 2단계_마음을 다스려야 산다
- 3단계_생활습관, 단칼에 바꿔야 한다
- 4단계_제대로만 먹어도 살 수 있다
- 5단계_치료에 일방통행은 없다

자연치유를 위해
면역력을 올리는 5단계 준비 과정

암은 스스로 키운 것이다.
이걸 분명하게 인지하는 것에서부터 암치료는 시작된다.
슬픔과 분노, 원망, 남 탓만으로는 병을 치료할 수 없다.
무엇을 잘못했기에 이렇게 되었는지부터 생각해야 한다.
치료를 위해서는 자신과 대면할 필요가 있고,
자신의 진짜 모습을 제대로 알 수 있는 시간을 가질 필요가 있다.

면역력이
사람을 죽이고 살린다

2018년 5월, 건강하게 생활하던 50대 주부가 프로바이오틱스가 함유된 제품을 먹고 패혈증으로 사망한 사건이 있었다. 프로바이오틱스Probiotics는 '몸에 좋은 균'이라는 뜻으로 유산균 증식 및 유해균 억제에 도움을 주는 생균으로 최근 인기를 끌고 있는 건강식품 중 하나다.

  2017년 한국건강기능식품협회의 조사 결과에 따르면 소비자가 가장 많이 찾는 건강기능식품 중 홍삼 다음으로 프로바이오틱스가 함유된 제품의 인기가 높았다고 한다. 그런데 이런 건강기능식품을 먹고 패혈증(미생물에 감염되어 나타나는 염증 반응)으로 사망했다고 하니 평소 건강기능식품을 선호하는 사람이라면 깜짝 놀랄 만한 소식이 아닐 수 없다. 이 50대 주부는 평소 고혈압이 있었으나 그 외 별다른 이상 없이 활발하게 사회생활을 하던 분이라고 한다. 최종 결론이 나기까지는 시간이 좀 더 걸리겠지만, 프로바이오틱스가 면역력이 약한 사람에게는 치명적일 수도 있다는 사실은 이미 여러 차례 보고된 바 있다.

2009년부터 2017년까지 '건강기능식품 이상 사례 신고센터'에 접수된 프로바이오틱스 이상 사례는 모두 652건으로 설사나 변비, 복통과 두드러기 등의 증상을 호소하는 사례가 많았고, 식품의약품안전처는 2017년 건강기능식품을 재평가해 프로바이오틱스의 경우 어린이는 섭취를 자제하라는 내용을 표기하도록 하는 개정안을 지난 2018년 4월 13일 발표하기도 했다. 프로바이오틱스를 면역력이 약한 사람이 먹으면 패혈증이나 괴사성 장염 등을 겪을 수 있다는 지적을 반영한 결과였다.

프로바이오틱스가 몸에 좋다고는 하지만, 본질적으로는 균이다. 그렇다 보니 건강한 사람이 복용하면 아무런 문제가 없지만, 면역력이 떨어진 상태에서 복용하면 몸에 독이 된다. 이처럼 우리 몸의 면역력은 사람을 강하게도, 한없이 약하게도 만드는 강력한 시스템이다.

면역 밸런스의 파괴, 질병에 취약한 현대인들

현대인들은 스트레스와 각종 유해환경에 노출되어 있어 알게 모르게 면역력이 저하되어 있는 경우가 많다. 면역력은 어느 정도 떨어져도 일상생활을 하는데 크게 지장이 없다. 약간 불편한 정도다. 피로를 느끼지만, 딱히 병이라고 할 수는 없다. 꼼짝도 못하고 누워 있는 것이 아니라 회사도 다니고, 집안일도 하는 등 활동은 하는데, 평소보다 좀 더 피곤하고, 감기에 자주 걸리는 정도다. 구체적인 질환이 있으면 치료해서 병을 없애면 되지만, 면역력이 떨어지는 것은 딱히 병이라고 보기 힘들어 자칫 꾀병처럼 여겨질 수도 있다. 하지만 만성 피로도 면역 밸런스가 깨져서 일어나는 것이고, 잦은 감기도 면역력 때문에 걸리는 것이다. 면역력이 약해지면 크고 작은 병에 노출될 수밖에 없다.

피곤이 누적되면 "병원에서 영양 주사나 한 대 맞으면 된다"고 하지만, 병원에서 맞는 영양제는 생리식염수나 포도당 같은 단순 수액이나 아미노산 수액이다. 피곤할 때 사탕이나 초콜릿을 먹으면 잠시 힘이 나는 것처럼 몸의 에너지원인 포도당을 투여해 반짝 힘이 나는 효과를 얻는 정도다. 이것으로는 근본적인 해결이 되지 않는다.

만약 면역력이 떨어진 상태를 그대로 방치하면 어떻게 될까? 젊을 때는 증상이 뚜렷하지 않은 각종 질환에 시달리다 신진대사나 면역세포의 활성도가 떨어지는 40~50대 이후에는 각종 고통에 시달리게 된다.

여성의 경우에는 호르몬의 변화가 일어나는 갱년기에 확실한 증상을 느낄 수 있다. 갱년기 때 여성들은 우울증에 걸리기도 하고, 무기력증, 의욕 저하, 어지럼증, 두근거림이나 갑자기 열이 오르거나 내리기도 한다. 사람마다 증상이 다르고 나타나는 정도의 차이는 있지만, 공통된 것은 면역 밸런스가 깨졌을 때 이런 증상이 훨씬 더 심하고 괴롭다는 것이다. 그리고 면역력이 떨어진 상태에서 5년, 10년을 보내면 암으로까지 나타나게 된다.

몸의 조화를 중요시하는 한의학

한의학에서는 몸의 조화와 통일, 즉 균형을 중요하게 생각한다. 세상에 남자가 있으면 여자가 있고, 양이 있으면 음이 있다. 빛이 있으면 어둠이 있고, 뜨거운 것이 있으면 차가운 것이 있고, 건조한 것이 있으면 습한 것이 있다. 부드러운 것이 있으면 딱딱한 것이 있다. 이것이 바로 한의학에서 말하는 '음양오행설陰陽五行

說'이다.

그릇이 하나 있다. 여기에 물을 부으면 물컵이 되고, 술을 부으면 술잔이 되고, 밥을 담으면 밥그릇이 된다. 사람의 몸이 바로 그릇이다. 그릇(몸)은 같지만, 무엇을 담느냐(식습관, 생활습관)에 따라 전혀 다른 그릇이 되며, 그래서 사람의 체질은 모두 다 다르다. 평생 차곡차곡 담아온 것이 같지 않기 때문이다. 이 그릇에 담긴 기운이 뜨거운지 차가운지, 습한지 건조한지 등에 따라 체질이 되고, 체질에 따라 나타나는 병도 달라진다. 가령 열과 건조한 기운이 많으면 몸이 마르고, 습하고 차가운 기운이 많으면 분해가 되지 않기 때문에 살이 찐다. 열이 많으면 머리가 아프고, 입이 마르고, 코가 간지럽고 편도가 붓는 등 위쪽에서 문제가 발생한다. 몸이 차가우면 아래쪽에 문제가 생겨 소화가 잘 안 되고, 여성의 경우에는 부인과 문제가 생기며, 손발이 차가워지기도 한다.

한의학에서는 몸에 나타나는 증상에 따라 그와 반대되는 치료를 해 몸의 균형을 맞춘다. 열이 많아 건조해서 사막처럼 변하는 아토피의 경우에는 몸의 열을 끄고 윤택한 기운을 넣어주고, 화가 오르면 내려주고, 기가 모여 있으면 흩어지게 하는 식으로 무엇이 틀어졌는지 모순되는 부분을 찾아 그것을 풀 수 있는 방향으로 처방하는 것이다.

병은 작은 틈에서 시작된다

병은 작은 것에서 시작한다. 교통사고나 추락사고처럼 외부적인 요인이 아닌 이상 어느 날 갑자기 큰 병에 걸리는 일은 없다. 나무 한 그루에서 시작한 병충해가 멀리 퍼져 나가 숲 전체를 괴멸시킬 수 있는 것처럼 병도 마찬가지다. 몸의 증상을 무시하고 그대로 내버려 두면 결국 병이 깊어져 돌이킬 수 없게 된다. 그러나 우리는 경험을 통해 이미 병이 생기지 않도록 하려면 어떻게 해야 하는지 알고 있다. 차가운 것을 자주 먹거나 배를 드러내놓고 자면 배탈이 날 수 있고, 스마트폰을 너무 오랫동안 들여다보면 눈이 나빠지고, 꼭꼭 씹어 먹지 않으면 체한다는 것을 알고 있다. 그리고 건강의 가장 중요한 잣대가 되는 것이 면역력이라는 것도 알고 있다.

면역력이 떨어졌다고 생각되면 면역력을 일정 수준 이상 높이는 노력을 해야 한다. 만약 암이 걱정된다면 NK세포활성도 검사로 간단하게 현재 자신의 상태를 알 수 있다. 무엇이든지 처음, 막 시작되었을 때 되돌리는 것이 쉽고 편하다. 암이 발병하고 난 뒤 이를 다시 원상회복시키기에는 노력도 시간도 훨씬 더 많이 들어간다는 사실을 잊어서는 안 될 것이다.

|1단계|
암치료, 나를 돌아보는 것에서 시작된다

"암이 왜 생겼다고 생각하십니까?"

나는 환자를 처음 만나면 반드시 이 질문부터 던진다. 이 질문에 대부분의 환자는 대답을 하지 못한다. 왜일까? 자신의 문제로 인해 암이 생겼음을 모르기 때문이다.

암을 진단받으면 사람들은 보통 감정의 세 단계 변화를 거친다. 처음에는 "내가 암?"이라는 놀라움이 가장 앞선다. 암은 남의 일이라고 생각했지, 자신이 걸릴 줄은 차마 몰랐다는 것이다. 두 번째 단계는 슬픔이다. 이렇게 될 때까지 무얼 하며 살았나 하는 자신에 대한 측은함과 처량함, 가족에 대한 걱정과 미안함, 미래에 대한 불안감 등이 섞인 감정이다. 그다음으로 느끼는 것은 "하늘도 무심하시지! 잘못한 일도 없는데, 왜 내게 이런 일이!"라는 분노와 원망이다.

그러나 곰곰이 생각해 보면 암은 교통사고처럼 갑자기 생기는 병이 아니다. 누군가 폭력을 행사해서 생긴 골절도 아니고, 감기나 장티푸스처럼 세균이 침범한 것도, 누군가 일부러 옮긴 것도 아니다. 그동안 자신이 잘못 생활해서 생겨난 병이다. 불규칙적인 식사, 잘못된 음식, 지나친 야근, 술, 담배, 게으름, 스트레스 등 모두 자신이 해온 행동의 결과로 인해 지금의 암이 만들어진 것이다.

누구도 규칙적으로 생활하지 말라고 강요하는 사람은 없다. 과식하라고 등을 떠밀지도 않는다. 운동을 말리는 사람도 없고, 자지 말라고 한 사람도 없고, 스트레스를 받으라는 사람도 없다. 이렇게 이야기하면 대뜸 화부터 내는 사람이 있을지도 모르겠다. 세상이 그렇게 우리를 놔두지 않는다고. 지금 이 시대가 어떤 세상인데, 어떻게 마음 편하게 살아갈 수 있냐고 말이다. 야근은 넘쳐나고, 밥 먹을 시간도 제대로 없을 정도로 바쁘고, 회사에서 상사에게서 받는 업무 스트레스는 스스로 어떻게 할 수 있는 일이 아니라고 말이다. 규칙적으로 생활하려고 해도 세상이, 다른 사람들이 나를 그렇게 놔두지 않는다고 말이다. 그런 상황에서도 나는 운동도 열심히 하고, 먹는 것도 제때 먹으려고 노력했고, 건강에 세심하게 신경 쓰며 지냈다고 울분을 터트리는 환자도 있을 것이다.

그러나 그 어느 쪽도 선택은 자신이 한 것이다. 일이 많으면 줄이고, 불규칙적인 생활이 되지 않도록 스스로를 관리해야 했다. 신경을 썼다고 하는 후자도 마찬가지다. 균형 잡힌 생활을 했다면 병에 걸리지 않는다. 지나친 운동은 몸에 독이 될 수 있다. 자신은 옳다고 생각하면서 한 행동이 반대로 작용했을 수도 있다. 지나치게 엄격한 기준을 들이밀어 스스로 너무 몰아붙이며 스스로를 옭매었을 수도 있는 것이다.

나이가 들어 신체 기능이 쇠하면서 어쩔 수 없이 생긴 병이라고 변명하는 사람도 있을 것이다. 그러나 이 또한 선입견이다. 나이가 들면 신체 기능이 한창 왕성한 시기에 비해 떨어지는 것은 사실이지만, 어떻게 관리를 하느냐에 따라 건강을 유지할 수 있다. 20대보다 훨씬 더 건강한 70~80대 어르신이 그 예다. 90세가 넘도록 들판에서 일하는 노인을 보면 알 수 있다. 기계도 아무리 관리를 해가며 사용해도 세월이 오래되면 망가지는 것처럼 비록 오랜 노동으로 허리가 굽고, 관절이 좋지는 않아도 큰 병 없이 나이가 드는 사람도 많다. 만약 나이 때문에 병이 걸리는 게 이유라면 반대로 젊은 30~40대에 암에 걸리는 이유는 어떻게 설명할 것인가?

기본적으로 면역 반응의 결핍이나 면역 장애로 인한 면역부전免疫不全 현상이 아니라면 암은 자기관리를 잘못한 것에서부터 시작한다. 자기관리만 잘하면 얼마든지 무병장수하고, 암에 걸리지 않을 수 있다. 무조건 내 탓만 하는 것도 옳지는 않지만, 암이 잘못된 생활에서 비롯된 것만은 분명하다. 암은 스스로 자신이 키운 것이다. 이걸 분명하게 인지하는 것에서부터 암치료는 시작된다. 슬픔과 분노, 원망, 남 탓만으로는 병을 치료할 수 없다. 무엇을 잘못했기에 이렇게 되었는지부터 생각해야 한다.

모든 병은 욕심에서 비롯된다

암이 생기는 원인은 여러 가지가 있지만, 첫째로 꼽는 것이 스트레스다. 스트레스는 인간의 욕심에서 비롯된다. 돈을 더 많이 벌고 싶다는 욕심, 다른 사람보다 성공하고 싶다는 욕심, 남에게 잘 보이고 싶다는 욕심, 남들 눈에 착하게 보이고 싶다는 욕심 등 인간의 욕심에는 끝이 없다. 뷔페에 가면 사람의 욕심을 알 수 있다. 많은 사람이 뷔페에 간다고 해서 전날 밤부터 굶었다며 너스레를 떤다. 농담이라고 하지만, 정말 단순한 우스갯소리로 치부할 수 있을까? 그 말에는 오늘 이곳에서 본전을 뽑고 가겠다는 진심이 깔려 있다. 그러다 보니 접시에는 음식이 가득 쌓이고, 다 먹지 못해 음식을 남기거나 결국 뒤탈이 나기도 한다.

인간의 욕심은 갈등을 자아내고, 스트레스를 만들어낸다. 그리고 보통 갈등은 하루아침에 끝나지 않는다. 본인은 잘 느끼지 못해도 마음을 정리해 갈등을 털어내지 못하면 자신도 모르는 사이에 화가 쌓이고, 답답하고, 괴롭다. 그리고 풀지 못한 갈등은 서서히 사람의 마음을 갉아먹는다. 이런 생활이 지속되다 보면 가만히 있어도 짜증이 나고 화가 나며, 우울해진다. 이럴 때 면역력이 떨어진다. 자율신경의 교감신경이 항진되면서 과립구가 늘어나고, 상대적으로 림프구의 수가 줄어들면서 균형이 깨진 몸에 이상이 생기기 시작하는 것이다.

지나치게 착한 사람도 암에 잘 걸린다. 착한 여자, 착한 남자, 착한 아내, 착한 상사나 부하 등 '착한사람증후군'에 걸린 사람들이다. 착한 사람들은 마음속에 불만이 있어도 말이나 행동으로 표현하지 않는다. 본인이 받는 스트레스를 제대로 풀지 못하는 것이다. 그러다 보니 스트레스를 먹는 것으로 풀어 비만에 걸리기도

하고, 점차 마음의 병을 키우다가 암으로 발전하기도 한다.

　2016년 말, 근로복지공단의 공무원 한 명이 3기 암이라며 병원을 찾은 적이 있다. 누가 보더라도 항상 열심이고, 착한 사람이었다. 이 분의 주 업무는 항상 다른 사람의 이야기를 들어주고, 저소득층의 민원을 처리하는 일이었다. 사연 많고, 할 말 많은 사람들을 매일 만나 끝날 것 같지 않은 이야기를 듣다 보니 제때 밥을 먹지 못해 거르기 일쑤였고, 환경 자체가 계속 스트레스를 받는 일이다 보니 어느 날 암에 걸려 있었다는 것이다. 이 분은 수술을 하지 않고 자연치료를 하고 싶다며 우리 병원을 찾아왔었다. 이런 케이스 역시 남들이 보기에는 착해 보일지 모르지만, 스스로는 자신의 마음을 제대로 제어하지 못한 것이다(이 공무원은 3달 동안 집중 치료를 받은 후 현재 통원치료를 하며 잘 지내고 있다. 암은 사이즈가 더 커지지는 않고, 조금씩 작아지고 있는 상태다).

　우리는 남을 비판하는 데는 가볍다. '내가 하면 로맨스, 남이 하면 불륜'이라는 말처럼 다른 사람에 대한 기준은 엄격하게 세워놓고 옳고 그름을 따지지만, 자신을 스스로 냉정하게 판단하지 못한다. '나도 나 자신을 잘 모르겠다'고 말하는 것이 사람이다. 그만큼 자신의 진짜 모습에 대해 무심하거나 혹은 외면하면서 살고 있는 것이다. 치료를 위해서는 자신과 대면할 필요가 있고, 자신의 진짜 모습을 제대로 알 수 있는 시간을 가질 필요가 있다.

나 자신을 제3자로 인식하고 관찰한다

사람은 자신의 얼굴을 바라볼 수 없다. "거울을 통해 내 얼굴을 볼 수 있는데요?"라고 반문하겠지만, 그것은 자신의 참모습이 아니다. 남을 보듯 내 눈으로 직접 내 얼굴을 보는 것은 불가능하다. 실제 거울로 비치는 모습은 완전한 자신이 아니다. 우리는 거울에 비치는 얼굴이 진짜 나의 얼굴이라고 착각하고 살지만, 소재 자체가 이미 이물질인 데다가 거울을 만들 때 다른 이물질이 섞여 들어가기 마련이다. 거울마다 얼굴이나 신체가 다르게 보이는 것도 그 때문이다. 스스로를 볼 수 없는 사람들은 실제보다 자신을 훨씬 더 대단하다고 생각한다.

일례로 심리학에는 '워비곤 호수 효과Lake Wobegon Effect'라는 것이 있다. 사람들 스스로 자신이 평균보다 더 낫다고 착각하는 경향을 이르는 말이다. 워비곤 호수 효과 연구 중 하나로 사회학자인 데이비드 마이어스에 의하면 기업의 매니저 중 90%가 자신들의 성과를 '평균 이상'이라고 평가한다고 한다. 스스로에 대해 객관적인 판단을 내리지 못하는 것이다.

소크라테스의 '너 자신을 알라'는 말처럼 병을 알기 위해서는 지금의 나를 제대로 분석해야 하고, 자신의 진실한 모습을 알기 위해서는 자신을 객관적으로 살필 수 있어야 한다. 그 방법 중 하나가 명상이다. 명상을 어렵게 생각할 필요는 없다. 가부좌를 틀고 하든, 서서 하든, 누워서 하든 아무 상관없다. 중요한 것은 나를 제3자로 여기는 것이다.

우선 눈을 감는다. 자신을 한 자리에 두고, 또 다른 나를 몸 밖에 설정한다. 상상을 통해 나를 보는 것이다. 의식을 외부에 둔다. 그리고 그 상태에서 자신을 살펴본다. 얼굴만 보는 것이 아니라 자신이 어떤 생각을 가지고 있으며, 어떤 행동을 하고, 어떤 말을 하고, 어떻게 사는지를 찬찬히 지켜본다. 나를 내가 아닌 타인, 즉 제3자로 바라보는 것이다. 지금 이 순간에도 얼마든지 할 수 있다. 책을 보면서도 과연 내가 책에 집중하고 있는지, 책을 읽는 중간에 다른 생각을 하고 있지는 않은지, 자신의 모습을 제3자로 관찰하는 것이다. 장기를 두는 사람들 옆에 서서 훈수를 두는 사람처럼 말이다.

이처럼 명상을 거듭하다 보면 생각지도 않은 자신의 모습이 보일 것이다. 평소 다른 사람이 했다면 욕했을 법한 행동을 자신이 했을 수도 있고, 진심을 다했다고는 했지만 실제 속마음은 그와 다르게 질투로 가득 차 있었을 수도, 무심코 상대를 상처받게 하는 말을 했을 수도 있다. 이처럼 자신의 행동거지, 말, 속마음을 하나하나 관찰하다 보면 스스로 자랑스러울 때도 있을 것이고, 정말 내가 이런 사람이었는지 부끄러운 경우도 있을 것이다. 이것이 바로 명상의 하이라이트다. 명상이란 깨달음을 얻기 위한 행위가 아니라 하다 보면 저절로 깨달아진다. 이런 과정을 반복하다 보면 몸도 가벼워지고, 마치 아무것도 없는 것처럼 느껴질 때가 있다. 이처럼 하루에 5분, 10분이라도 시간을 내서 제3자의 시각으로 자신을 보는 시간을 가지면 욕심이 사라지고, 마음속의 갈등을 해소할 수 있다. 그와 동시에 스트레스도 잦아든다.

글로 써서 객관적인 데이터로 남긴다

명상으로 자신을 제3자로 관찰하고 난 뒤에는 그것을 글로 써 내려갈 필요가 있다. 생각만 하는 것과 생각을 글로 남기는 것은 전혀 다르다. 생각만 하면 꽃가루가 바람에 흩날리는 것처럼 공기 중으로 흩어져 완전히 사라져버리고 말지만, 글로 생각을 남기면 씨를 뿌려 싹을 틔운다.

다이어트를 할 때 다이어트 일기를 쓰게 하는 것도 마찬가지 이유다. 객관적인 데이터를 만들기 위해서다. 다이어트 일기를 쓰지 않을 때는 추측으로 오늘 하루에 먹은 양이 밥 반 공기뿐이라고 생각하지만, 순간순간 기록을 해보면 실제로는 밥 이외에 동료가 건네준 피자 한 조각도 있고, 설탕과 크림이 잔뜩 들어간 커피도 있고, 서랍 속에 쟁여둔 과자도 먹었다는 사실을 알게 된다. 생각과 기록 사이의 괴리를 알게 되고, 평소 자신이 무엇을 잘못했는지 깨닫게 되는 것이다. 암환자도 이와 비슷하다. 자신을 돌아보고 글로 써서 데이터를 남겨야만 그간 자신이 잘못한 습관의 실체를 올바로 깨닫게 된다.

　글을 쓸 때는 구체적이고 사실적이어야 한다. 일기를 쓰는 것과는 비슷하면서도 다르다. 식습관, 생활패턴, 일, 사람에 대한 마음 등을 거짓 없이 하나도 빠트리지 않고 써야 한다. 예를 들어 다음과 같다. 최근 상황이 연애를 하다 헤어진 상태라면 다음과 같이 적어 본다.

- 연애를 할 때 진심으로 상대를 사랑했는가?
- 오로지 성관계만을 위해 연애를 하지는 않았는가?
- 연애를 하다 헤어지면서 상대방을 편안하게 놔줬는가?
- 마음속 응어리는 없는가?

직장 내 자신의 갈등에 대해서도 들여다본다.

- 일하면서 마음속으로 불평을 말하고 있지는 않은가?
- 상사에게 야단을 맞고 내 탓을 하기보다 상사를 욕하거나 업신여긴 것은 아닌가?
- 일에 지친 동료에게 따뜻한 말 한 마디 건네는 대신 냉담하게 대한 것은 아닌가? 왜 그랬을까?

술을 마셨다면 그 이유에 대해서도 곰곰이 생각해 본다.

- 술은 왜 마셨을까?
- 거절할 수도 있었는데, 혹시 핑계를 대고 술자리에 나간 것은 아닐까?
- 우유부단한 성격 때문에 끌려간 것은 아닌가?
- 혹시 내가 홧김에 마셨나?
- 내가 술을 즐기고 있는 것은 아닌가?
- 안주를 먹을 때도 맛이 좋아서 욕심을 내지는 않았는가?
- 다른 사람이 먹기 전에 내가 먼저 안주를 얼른 먹어야겠다고 생각하지는 않았는가?

이처럼 세밀하게 자신의 마음을 분석하는 것이다. 식생활도 마찬가지다.

- 과식하지는 않았는가?
- 맛있는 반찬에 욕심을 부리지는 않았는가?
- 다른 사람은 신경 쓰지 않고 계속 그 반찬만 먹지는 않았는가?
- 밥을 먹는데 정신이 팔려 제대로 씹지도 않고 삼킨 건 아니었을까?
- 반 공기만 먹겠다는 다짐을 깨고 더 많이 먹지는 않았는가?

이런 모든 일련의 행동이 나를 성찰하는 대상이 된다. 연세가 있으신 분은 손자가 예뻐서 손자의 마음을 얻기 위해 무엇을 했는지까지 하나하나 다 적는다. 이렇게 자신의 생각을 샅샅이 분해해서 살펴보다 보면 A4용지 수십 장을 써내려가기도 한다. 평생을 돌아보는 것이니 양이 적은 것이 오히려 이상하다. 이렇게 모든 것을 적어 놓고 보면 나라는 사람이 지금까지 어떻게 살았고, 어떤 사고를 가지고 있으며, 왜 지금에 이르게 됐는지, 내 마음속에 갈등은 없었는지, 화는 없었는지, 우울은 없었는지 등을 알 수 있다. 이런 과정을 통해 제대로 된 자신을 바라볼 수 있게 되는 것이다.

단어 하나라도 긍정적으로 표현한다

자신에 대해 돌아보았다면 그다음에는 앞으로 어떻게 생활할 것인지 대한 생활지침을 마련해야 한다. 생각이 어느 쪽을 향해 가는지는 무척 중요한 키가 된다. 상자에 테이프를 붙일 때 처음에 정확하게 위치를 잡지 않고 0.1mm만 잘못 붙여도 나중에는 원하지 않던 전혀 이상한 쪽으로 방향이 틀어지고 만다. 이처럼 행동에도 탄성이라는 것이 있다. 한번 길을 들이면 계속 나아가고자 하는 성질이 있다. 그렇기 때문에 그 방향을 어디로 잡고 가는지가 중요하다.

알코올 중독자가 치료를 받고 난 후 다시 알코올 중독자가 되느냐, 평범한 일반인으로 되돌아가느냐는 한 끗 차이에서 갈라진다. 술은 두 번 다시 입에 대지 않겠다는 다짐으로 술집 간판마저 피해 가는 생활을 한다면 중독에서 벗어날 수 있지만, 술만 안 마시면 된다고 생각해 술집에 들어가는 순간 이 사람은 다시 알코올 중독에 빠질 가능성이 몇 배는 커진다. 술집에 들어갈지 말지를 고민하다 술집에 들어가게 되는 순간 주문을 하게 되고, 처음에는 술 대신 콜라를 시키지만, 차차 분위기에 이끌려 콜라 대신 맥주 한 잔을, 맥주 한 잔이 두 잔이 되고, 두 잔이 다시 석 잔이 된다.

그리고 맥주가 소주로 변하고, 이렇게 다시 알코올 중독에 빠지게 되는 것이다. 이것이 바로 방향성이다. 자신을 성찰한 뒤 세운 생활지침 리스트는 치료의 방향을 똑바로 잡는데 도움이 될 것이다. 예는 다음과 같다.

- 식사는 규칙적으로 한다
- 소식한다
- 식사의 양은 일정하게 한다
- 꼭꼭 씹어서 먹는다

물론 식습관에만 해당하는 것은 아니다.

- 매 순간을 즐겁게 산다
- 사람을 만나면 먼저 인사한다
- 상사의 말은 웃으며 경청한다
- 거울을 보며 하루 열 번 웃는 연습을 한다
- 하루 한 번 어떤 경우라도 나를 칭찬한다
- 매일 공원에 가서 운동한다
- 작은 것에도 감사하는 마음을 갖는다

이처럼 만들 수 있는 리스트는 끝이 없다. 단, 목록을 만들 때 주의할 것은 단어 하나를 고를 때도 긍정적으로 표현해야 한다는 것이다. 우리는 평소 알게 모르게 부정적인 표현을 많이 사용한다. '말이 씨가 된다'고 하는 데는 다 이유가 있다. 입으로 내뱉는 순간 인간의 똑똑한 뇌는 긍정인지 부정인지 모른 채 그 말을 모조리 각인한다. 긍정적으로 말하면 자연스럽게 긍정적인 착각이 일어난다. 효과 없는 약을 환자에게 주며 효과가 있다고 말하면 긍정적인 믿음으로 인해 병세가 호전되는 플라세보 효과도 이와 비슷하다. 부정적인 단어가 쌓이면 결국 부정적인 자아를 만들게 된다.

목록을 만들 때도 화내지 말 것이 아니라 즐겁게 살 것, 과식하지 말 것이 아니라 소식할 것, 나에게 짜증 내지 말 것이 아니라 스스로 칭찬해줄 것, 밥을 먹자마자 눕지 말 것이 아니라 밥을 먹고 난 후에는 움직일 것 등 부정적 표현은 가급적 자제하고 긍정적으로 표현한다.

정신이 육신을 지배하는 것처럼 긍정적인 마인드는 병을 치료하는 데 반드시 필요하다. 따라서 목록을 쓰고 단어를 고를 때조차 주의를 기울이도록 한다. 평소 자신이 얼마나 부정적으로 살았는지 인식하며, 소소한 부분에서도 긍정적으로 표현할 수 있도록 해야 한다. 노력 여하에 따라 얼마든지 반대로 할 수 있다.

무병장수의 비밀은 '정도'에 있다

병의 예방을 중시하는 한의학을 이야기할 때 빼놓지 않는 고서가 중국 최고最古의 의서인 〈황제내경黃帝內經〉이다. 사람들은 책의 이름 때문에 중국의 황제와 연관이 있을 것으로 생각하지만, 〈황제내경〉은 중국 전설상의 제왕인 황제黃帝 때부터 전수되어 온 생명의 본질과 사상을 다루는 책으로 예방의학과 건강 유지 개념과 실제를 포괄적으로 소개하고 있다. 이 책에서 이야기하는 주요 골자는 바로 '내內'라는 글자에 있다. 건강과 장수의 비결은 외부에 있지 않고, 내면에 있다는 의미다. 〈황제내경〉에서는 정신과 환경, 그리고 적절한 영양을 통해 건강을 유지할 수 있으며, 그중에서도 정신이 삶의 질에 얼마나 커다란 영향을 미치는지를 설명하고 있다.

〈황제내경〉이 편찬된 지 약 2,200년이 지났지만, 예나 지금이나 육체에 병이 침범하는 이유는 다르지 않다. 결국 잘못되고 절제되지 않은 생활습관에서 기인하는 것이다. 이러한 냉정한 분석과 판단으로 철저한 자기반성이 있어야만 비로소 병에서 자유로울 수 있을 것이다.

2단계
마음을 다스려야 산다

스트레스의 의학적 정의는 '적응하기 어려운 환경에 처할 때 느끼는 심리적·신체적 긴장 상태'다. 세계에서 유례없이 빠른 성장을 이루며 '빨리빨리'와 '1등'만을 기억하는 세상에서 살고 있는 우리나라 사람들은 언제부터인가 이 '스트레스Stress'라는 외래어를 입에 달고 산다. 그리고 이 스트레스는 현대병의 근원이라고 해도 무방할 정도로 각종 질환과 연관이 깊고, 암과도 밀접한 관계가 있다. 스트레스는 자율신경 기능을 망가트려 우리 몸의 밸런스를 깨고, 면역세포의 항상성을 저해한다. 면역세포의 활동이 움츠러들면 암의 성장은 더욱 가속화될 수밖에 없다.

절망감이 암보다 더 무섭다

"당신은 암입니다"라는 말 자체가 환자에게는 스트레스다. "시간이 얼마 안 남았습니다. 마음의 준비를 하십시오"라는 의사의 말은 암환자에게 내리는 사형 선고와 다름없다. 이런 의사의 발언은 이미 총을 맞아 쓰러진 군인에게 수류탄을 투하하는 격이다. 그런데 의사들은 환자에게 사실을 알려야 한다는 의무로 거리낌 없이 말을 한다. 이 말은 들으면 대부분의 암환자는 모든 삶의 의욕을 버린다. 살고자 하는 의지를 버린 채 호스티스병원을 찾아 죽는 날만을 기다리는 것이다.

한 암환자가 대학병원에 입원을 했다. 가족과 친구가 병문안을 와 있는데, 회진을 돌던 의사가 레지던트와 인턴에게 환자 상태를 설명하며 "이 환자는 앞으로 6개월 남았습니다"라는 말을 스스럼없이 했다고 한다. 암환자의 수명을 두고 물건의 유통기한을 설명하는 것 같은 의사의 태도에 그 환자는 암에 걸렸다는 사실보다 더 큰 절망감을 느꼈다고 했다.

수술이 가능하다고 하면 그나마 정신적으로 위안을 받을 수도 있다. 그러나 수술까지 못할 정도라고 하면 절망감 이외에 더는 남는 것이 없다. 이것이 현대의학의 한계다. 그러나 결코 포기할 필요는 없다. 1기, 2기, 3기 4기라는 숫자는 아무런 의미가 없다. 그저 숫자 놀음일 뿐이다. 피부에 난 상처는 감염이 되거나 커다란 출혈이 일어나지 않는 이상 스스로 낫는다. 상처가 얕으면 딱지도 얇고 금세 낫지만, 상처가 깊으면 딱지도 깊고 오래 간다. 암도 그와 유사하다. 어느 쪽이든 상처는 낫는다. 흉터가 남겠지만, 낫지 않는 것은 아니다. 결국은 몸이 상처를 치료할 수 있느냐 없느냐의 문제고, 암은 자연치유로 나을 수 있는 병이다. 몸을 잘 다스려 면역체계만 정상적으로 되돌리면 암은 더 커지지 않거나 점차 작아지고 항암치료의 고통 없이 정상적인 생활을 할 수 있다.

병원에서 건강검진을 받다가 아버지가 전립선암인 것을 발견한 가족이 있었다. 가족들은 의논 끝에 아버지에게 암인 것을 숨기기로 했다. 환자에게 사실을 알려야 한다, 아니다의 인권 문제를 떠나 이미 팔순을 넘겨 나이도 많으신 데다 독한 항암치료로 환자를 고통스럽게 하고 싶지 않다는 것이 가족이 내린 판단이었다. 그렇다고 그대로 둘 수는 없어 우리 병원을 찾아와 상담을 했다. 현재 그 환자는 면역치료를 받으며 3년째 생존 중이다. 본인은 일상적인 검진 정도로만 알고 있으며, 일상생활을 하는 데도 아무런 불편함이 없다. 아내가 신경을 써서 항상 좋은 음식을 해

주고, 규칙적인 생활을 하도록 유도를 하며, 가벼운 운동을 할 수 있도록 온 가족이 신경을 쓴다. 그러다 보니 예전보다 건강이 더 좋아졌다. 만약 일반 병원에서 상담했으면 무조건 수술과 항암치료를 권했을 것이다. 환자 본인도 암이라는 생각에 스트레스를 받았을 테고, 수술과 치료의 부작용으로 식사도 제대로 못했을 테니, 그 이후의 상태는 누구도 확답할 수가 없다. 특히 노인의 암은 진척이 느리기 때문에 굳이 수술과 항암치료를 택할 이유가 없다. 이 분의 경우 암이 작아지지는 않았지만, 그렇다고 더는 커지지 않고 있는 상태다.

시작부터 밀리면 더 어려운 싸움이 된다

사람들은 암이 강할 것이라고 생각한다. 나도 암에 대해 공부하지 않았을 때는 암이 아주 치료하기 어려운 병이라고 생각했다. 하지만 예상과 달리 암은 아주 약했다. NK세포 앞에서 암은 고양이 앞의 쥐처럼 연약하기 짝이 없는 존재다. 환자가 강할 것이라고 생각하기 때문에 암은 강해진다. 암은 아무것도 아니라고, 옛날처럼 건강해지기만 하면 없어지는 병이라고 생각하면 정말 암은 약해진다. 절망이 병을 더 키운다는 사실을 알아야 한다.

권투선수는 링 위에 올라가면 일단 상대 선수와 눈을 맞추고 기 싸움부터 한다. 기 싸움에서 밀리면 그날 시합은 고전을 면치 못한다. 병도 마찬가지다. 일단 정신력에서 밀리면 아무리 가벼운 병도 이겨내기 힘들다. 지금 당장 밥 한 톨 넘기지 못하더라도 살고자 하는 의지가 강하면 살아날 수 있다. 의사가 일주일을 넘기기 힘들 것이라고 이야기해도 6개월을 넘게 버틴 환자의 이야기는 숱하다. 사람의 육체는 정신이 지배한다. 일단은 마음을 추스르는 것이 중요하다.

중국 원나라와 명나라 때 묘협 스님이 쓴 〈보왕삼매론寶王三昧論〉에서는 "몸에 병이 없기를 바라지 말라. 몸에 병이 없으면 탐욕이 생기기 쉽나니. 그래서 성인이 말씀하시되, 병고病苦로써 양약良藥을 삼으라 하셨느니라"라고 했다.

암과는 별개의 이야기지만, 사춘기 때 여드름으로 고생했던 사람이 나이 들어 피부가 더 좋다는 말이 있다. 질환을 통해 어릴 때부터 열심히 피부를 가꾸고 돌보았기 때문이다. 잘 아프지 않은 사람은 건강을 과신하고, 스스로를 혹사하다 결국은 잔병치레를 가끔 하던 사람보다 더 심각한 병에 걸리기도 한다. 암 역시 마찬가지다. 암에 걸렸다고 무조건 절망하고 슬퍼할 것이 아니라 이를 통해 자신의 생활을 뒤돌아보고, 더 나은 삶을 살아가는 계기로 삼을 수도 있다. 그러기 위해서는 먼저 마음을 다스려야 한다. 암으로 인한 불필요한 스트레스를 받을 필요는 없다. 스트레스 자체가 면역력을 떨어트린다는 것을 인지하고, 몸의 상태에 대해 좀 더 덤덤하게 받아들일 필요가 있다. 마음을 다스려야 만병이 물러간다.

3단계
생활습관, 단칼에 바꿔야 한다

우리는 가끔 말기 암이라고 진단을 받은 환자가, 수술도 치료도 더는 가망 없다며 시한부 인생으로 낙인찍힌 사람이 어느 날 암이 완치되었다는 뉴스를 가끔 접한다. '세상에 이런 일이'에나 나올 법한 이들의 사연은 대부분 공통점을 가지고 있다. 일에 치여 자신의 몸을 돌보지 않은 채 힘들게 살았다, 몸이 망가져 암에 걸렸다, 병원에서 가망이 없다는 진단을 받았다, 모든 것을 내려놓았다, 남은 인생이나마 편안하게 살자고 마음먹었다, 산속으로 들어가서 생활했다, 그러다 보니 암이 나았다, 라는 스토리다. 사람들은 이런 이야기를 접하면 모두 "이런 기적이!"라며 놀란다. 하지만 사람들이 입을 모아 말하는 기적은 기적이 아니다. 모든 사람이 가지고 있는 평범한 몸의 능력이다.

기적이 결코 기적이 아니다

말기 암이었던 환자의 몸에서 암이 없어졌다고 하면 의사들은 하나같이 고개를 갸웃거린다. 과학적으로 설명할 수 없는 일이라고 한다. 하지만 이는 틀렸다. 자신들이 배우지 못한 범위 밖의 일이기 때문에 인정하지 않는 것이지, 결코 설명할 수 없는 일이 아니다. 지금까지 이 책에서 설명한 것이 모두 사람들이 말하는 '기적'에 대한 내용이다.

기적의 주인공들은 대부분 허락된 기간 동안이나마 마음 편하게 살아보자며 아등바등 살던 삶의 무게를 모두 내려놓고, 산속에 들어가 요양한다. 산속에서 좋은 공기를 마시고, 나물을 캐거나 텃밭을 가꾸며 몸에 좋은 음식을 먹고, 규칙적인 생활을 한다. 산속에서 살다 보니 자연스럽게 운동도 된다. 마음을 내려놓았으니 스트레스도 없다. 오랫동안 혹사하며 방치했던 몸이 서서히 제 기능을 되찾으면서 면역체계가 다시 원래대로 되돌아와 NK세포가 활성화되면서 암세포가 자연 소멸하는 것이다.

이처럼 메커니즘만 알면 암만큼 쉬운 치료가 없다. 그런데 이런 방송을 본 사람들은 달이 아닌 손가락만 본다. 숲을 보지 않고 나무만을 찾으려 한다. 그 사람이 어떻게 암을 극복했는지 전체를 보지 않고, 도대체 산속에서 어떤 음식을 먹었기에 기적처럼 암이 완치되었냐며, 식단을 분석하고, 재료를 찾고, 그 재료의 어떤 성분이 암에 작용했는지를 찾아 헤맨다.

이와 반대되는 케이스도 흔하다. 병원에서 성공적으로 수술을 끝내고 항암치료까지 모두 마쳤지만, 6개월 혹은 1년 뒤에 암이 전신으로 퍼져서 죽는 케이스다. 이는 수술과 항암치료로 인해 약해진 면역력을 끝내 회복하지 못한 채 암세포에 굴복당한 경우다. 그런데 생각보다 이런 사례가 흔하다. 하지만 의사들은 결코 자신들의 치료가 잘못된 것을 인정하지 않는다. 환자가 요양(생활습관)을 잘못했기 때문에 혹은 암에 걸리기 쉬운 체질 때문이라고 변명한다. 이처럼 실패에 대한 설명에는 소극적이면서 환자들이 기적처럼 나은 사례를 들이밀며 면역치료가 효과가 있는 것이 아니냐며, 나도 이렇게 치료를 해도 되냐고 물으면 기적 같은 여러 사례가 있음에도 의사들은 "절대 민간요법을 쓰지 말라"고 한다.

2011년 췌장암으로 사망한 스티브 잡스는 대체의학이 실패한 대표적 사례로 꼽힌다. 현대의학으로 치료하면 살 수 있었는데, 대체의학에 지나치게 의존해서 결국 사망했다는 것이다. 그러나 스티브 잡스의 치료 과정을 들여다보면 과연 그럴까 하는 의문이 든다. 스티브 잡스는 이미 2004년에 췌장암 진단을 받고 수술을 한 상태였다. 2009년에는 간이식까지 받았고, 재발한 췌장암 치료를 위해 2011년에는 세계 최초로 개인 유전체 서열 분석까지 의뢰했다. 그만큼 삶에 대한 집착이 컸다는 의미다. 그런 그가 마지막에 선택한 것이 대체의학이었다. 더는 암치료로 인해 고통받기 싫었을 수도, 암치료에 대한 신뢰를 잃었을 수도 있다. 단지 짐작만 할 뿐이다. 잡스는 췌장암 재발 진단 후 수술을 거부하고 채식주의자로 전향해 견과류와 물만 먹는 선택을 했다. 이후 채식, 침술, 한방치료, 장 세척, 당근과 과일 주스에 의존했다고 한다.

내가 판단하기에 그의 몸은 이미 여러 번의 수술과 항암치료에 의해 회복 불가능한 상태로까지 면역 상태가 떨어져 있었던 것이 아닌가 한다. 그리고 스티브 잡스는 끝까지 일에서 손을 떼지 못했다. 자신의 분신과 같은 애플을 향해 끊임없이 애정을 쏟았으니 당연한 일일 수도 있지만, 마음을 내려놓지 못하고 상황이 허락하는 한 애플에 복귀하고자 했다. 그 와중에 신제품 발표까지 했다. 과연 스트레스 없이 즐거운 마음으로만 일했다고 할 수 있을까?

그리고 만약 스티브 잡스가 대체의학을 선택하지 않고, 다시 한 번 더 수술을 시도했다거나 항암치료를 받았다면 9개월 동안이라도 더 살 수 있었을까? 언제나 그렇지만, 가정은 의미가 없다.

생활습관, 단칼에 바꿔야 산다

기적의 주인공들에게는 또 하나의 공통점이 있다. 바로 하루아침에 생활습관을 바꿨다는 점이다. 도시를 떠나고, 그동안 줄기차게 먹어왔던 인스턴트 음식을 끊고, 제때 먹고, 제시간에 자고, 규칙적인 생활을 한다.

폐암 선고를 받은 환자에게 의사가 "지금부터 당장 금연하십시오"라고 말했는데, "당장은 힘드니 오늘부터 한 대씩 줄여나가겠습니다"라고 한다면 아마 제정신이 아니라고 할 것이다. 암 선고까지 받은 마당에 병의 원흉인 담배는 쳐다보지도 말아야 하지만, 그걸 끊지 못한다. 사람 마음은 간사해서 지금 당장 밥이 넘어가지 않고, 걸을 수 없을 만큼 기력이 쇠했을 때는 건강해지기만 하면 뭐든지 할 것처럼 말하지만, 조금만 몸을 움직일 수 있어도 금세 다른 마음을 먹는다. 그간의 잘못된 식생활로 암에 걸렸음에도 불구하고 병실에 컵라면을 숨겨두고 먹는 환자를 본 적이 있다.

이래서는 결코 치료가 되지 않는다.

 암은 결코 무서운 병이 아니다. 나만 바뀌면 얼마든지 나을 수 있다. 정시에 정량을 먹고, 운동을 하고, 긍정적으로 생각하면서 면역력만 회복하면 얼마든지 치유가 가능하다. 그러므로 지레 암세포가 있다고 겁을 먹거나 스트레스를 받을 이유는 없다. 내가 중심이 되면 얼마든지 극복할 수 있다. 그런데 인간의 습성이 이를 방해한다. 잘못된 습관이라는 것을 알면 바로잡으면 되는데, 잘못이라는 것을 알면서도 끊지를 못한다.

 인스턴트가 몸에 좋지 않다는 것을 알지만 햄버거와 피자를 찾고, 야식이 나쁘다는 것을 알면서도 밤 10시에 핸드폰 번호를 누른다. 규칙적으로 생활해야 한다는 것을 알지만, 여건이 따라주지 않는 경우도 많다. 야근을 하고, 과로를 하고, 일 때문에 스트레스를 받는다. 더는 이렇게 살지 않겠다고 마음먹으면서도 여기에 "딱 한 번만", "내일부터", "다음 주부터", "조금씩", "힘드니까", "오늘만은"이라는 변명과 핑계를 갖다 붙인다. 작심삼일作心三日이라는 말이 괜히 나온 것이 아니다. 인간의 나약함을 그대로 드러내는 말이다.

 인간의 습성을 알 수 있는 대표적인 사례가 다이어트와 금연이다. 수많은 여성 혹은 남성들이 시도 때도 없이 다이어트와 금연에 도전하지만, 대부분이 일주일 만에, 혹은 한 달 만에 다시금 본래 상태로 돌아온다. 다이어트에 성공하는 사람은 극히 일부다. 그런데 성공한 사람을 향해 '독하다'는 말을 주저 없이 한다. 독하다는 말에는 칭찬이 아니라 어떻게 저렇게 인생을 살 수 있냐는 비아냥 혹은 비난이 담겨 있다. 자신도 다이어트에 목숨을 걸었으면서 성공한 사람을 위해 순수하게 칭찬하거나 존경하는 것이 아니라 질투의 마음을 담아 바라보는 것이다. 다이어트나 금연은 한두 달 만에 끝나는 것이 아니다. 평생을 해야 하는 자기관리다. 끊임없이 자신을 독려하고, 경계해야 한다. 연예인이나 모델, 스포츠 선수처럼 직업이 아닌 이상에는 쉽지 않은 일이다.

암환자가 대충 살아서는 건강을 유지할 수가 없다. 대충도 건강했을 때나 할 수 있는 말이다. 대충 살다가 몸이 망가졌는데도 여전히 대충 살려고 한다면 그 끝에 기다리고 있는 것은 죽음밖에 없다.

항암치료보다 더 어려운 생활습관 개선

젊은 나이에 암에 걸린 이후 너무 일에만 몰두하며 자신을 몰아세웠던 지난 생활을 반성하고, 제2의 인생을 살겠다고 다짐하는 사람을 종종 본다. 성과만을 바라보며 달리지도 않을 것이고, 야근도 삼가고, 휴가도 다 쓰면서 인생을 즐길 것이라고 의욕적으로 이야기한다. 암을 인생의 터닝포인트로 삼는 것이다. 목숨을 다시 얻었다는 생각에 인간성 자체를 바꾸는 사람도 있다. 이처럼 어떤 것을 계기로 사람의 인생이 완전히 바뀔 수도 있다. 하지만 그중에는 과거의 습성을 버리지 못하고 얼마 지나지 않아 다시 옛날 생활로 돌아가는 사람도 많다.

군인들이 그렇다. 군에 들어가면 비염, 위염, 소화불량 등 웬만큼 소소한 병은 전부 나아서 제대한다. 이유는 한 가지다. 규칙적으로 생활하고, 제때 먹고, 열심히 몸을 사용하기 때문이다. 군대에 복무하는 동안은 이보다 더 튼튼할 수가 없다. 그런데 제대 후에는 어떤가. 2년 가깝게 규칙적인 생활을 하다가도 일상으로 복귀하면 금세 과거의 생활 패턴으로 돌아오고 만다. 새벽까지 깨어 있고, 제시간에 먹지 않고, 폭음과 폭식을 한다. 제대하기 전에는 제대 후에도 이전 습관을 그대로 유지하며 살겠다고 다짐하지만, 제대 후 자신의 의지를 관철시키는 사람은 그렇게 많지 않다.

67세 남자 환자가 있었다. TV를 보다가 갑자기 먹고 싶다는 생각이 들면 시간에 상관없이 서울에서 강원도까지 차를 몰고 회를 먹고 올 정도로 유난히 먹는 것을 좋아하는 사람이었다. 먹는 것뿐만 아니라 술을 즐기는 애주가이기도 했다. 먹는 것을 너무 즐긴 탓인지, 건강검진에서 위암 2기라는 판정을 받았다. 금세라도 큰일이 날 것처럼 가족들이 모두 비탄에 잠겼다. 먹을 것을 너무 밝혀서 암에 걸린 것인가라는 자조적인 이야기도 나왔다. 수술을 하고, 항암치료를 하면서 탈모가 많이 진행되었으나 큰 어려움 없이 치료를 이겨냈다. 그런데 항암치료가 끝나기도 전에 "소주 한 잔 정도는 괜찮지 않을까?"라며 술을 찾기 시작했다. 의사가 술은 한 잔도 안 된다고 했지만, 소용이 없었다. 수술이 잘됐다는 말에 입원 중 가지고 있던 경각심마저 사라지자 평소 즐겨먹던 짜고, 맵고, 자극적인 음식은 물론 과식까지 하며 서서히 과거의 습관으로 되돌아갔다. 결국은 2년이 채 지나지 않아 암이 다시 생겨났고 유명을 달리했다.

병이 아닌 자신의 의식과 사투를 벌여야

하루에 줄넘기를 5분만 해도 건강은 몰라보게 달라진다. 하지만 그 5분이라는 시간을 내지 못해 운동할 시간이 없다는 핑계를 대는 것이 사람이다. 매일 제시간에 밥을 먹고, 운동을 하고, 잠자리에 드는 등 규칙적으로 무언가를 한다는 것은 쉽지 않은 일이다.

우리는 무의식적으로 생활한다. 옳은지 아닌지 생각하지 않고 습관적으로 산다. 그러는 사이 몸은 자신도 모르게 조금씩 나빠져 결국에는 암세포까지 키운다. 처방은 간단하지만, 그 해법이 수술보다 더 어렵다. 그렇다 보니 사람들은 수술과 항암제에 의존하는 편을 택한다. 몸은 힘들어도 그게 편하기 때문이다. 그리고 자신은 최선을 다했다며 핑계를 댈 수도 있다. 몸이 안 좋아져도 내 탓이 아니다. 하지만 생활습관은 다르다. 온전히 내 몫이며, 내 탓이 된다. 환자들은 사람들로부터 이런 비난을 받을 자신감이 없는 것이다.

습관은 단칼에 바꿔야 한다. 어렵겠지만, 마음을 독하게 먹고 아예 끊어야 한다. 오늘 하루만, 지금 한 번만, 내일부터라는 약간의 방심이 결국은 방향을 완전히 틀어지게 한다. 천천히 바꿀 시간적 여유가 없다. 암환자는 암이 아니라 자신의 의식과 사투를 벌여야 한다. 의식을 고친다면 생활도 스스로 바꿀 수 있다.

암은 현재의 건강을 나타내는 바로미터다. 암세포가 몸속에 자라고 있다고 해서 두려워할 필요는 없다. 그보다는 간사해지는 자신의 마음을 더욱 두려워해야 한다. 자신이 무엇을 잘못했는지 알지 못하면 아무리 좋은 약, 수억 원짜리 항암제를 써도 무용지물이다. 환자들이 자신에게 문제가 있음을 자각하고, 스스로 그것을 고치고자 하지 않으면 결코 병에서 자유로울 수 없다. 스스로를 바꿔야 한다. 그 후에야 병을 고칠 수 있다.

4단계
제대로만 먹어도 살 수 있다

사물이나 그와 관련된 관념을 나타내는 상형문자인 한자를 보면 옛날 사람들이 암에 대해서 어떻게 생각했는지를 알 수 있다. '암癌'이라는 한자를 풀어 보면 '병들어 기댈 녁疒'과 '입 구口', 그리고 '메 산山'이 조합을 이루고 있다. 입으로 들어가서 산처럼 쌓이는 것이 무엇이겠는가? 과식이다. 옛날 사람들은 암을 많이 먹어서 생긴 병으로 보았다.

미국 텍사스 오스틴 대학의 존 디지오반니 교수팀은 비만에 이르게 하는 만성적 에너지 과잉이 다양한 종류의 암 위험을 증가시킨다며 칼로리 제한을 통한 에너지 균형의 마이너스 유지가 암 위험을 감소시킨다는 연구결과를 발표한 적이 있다.[1] 과식을 하면 나이가 들수록 줄어드는 소화효소의 고갈 속도가 빨라진다. 소화되지 않은 음식은 장에서 부담으로 작용하고, 면역력과 관계가 깊은 장의 건강을 나쁘게 만든다.

먹어야 병도 이긴다

인간 생활의 기본 요소로는 입을 것, 먹을 것, 생활하는 곳, 의식주衣食住 이 세 가지가 들어간다. 이 중에 생명과 직접적으로 연관되는 것은 먹을 것이다. 물론 영하의 날씨에 노숙을 하거나 여름옷을 입고 있다 동사凍死할 수 있다는 예외는 제외하고 말이다. 좀 헐벗고 누추하게 살아도 생명에는 지장이 없지만, 계속 못 먹거나 제대로 된 영양분을 섭취하지 못하면 영양 결핍에 걸리거나 병에 걸려 죽게 된다. '지금 내가 먹는 음식이 나를 만든다'는 말처럼 어떻게 먹느냐에 따라 평생의 건강이 좌우된다.

〈황제내경〉을 보면 '사람은 음식물을 근본으로 삼는다'는 대목이 있다. 선천적으로 튼튼하게 태어난 사람은 잘 먹기만 해도 큰 병에 걸리지 않는다. 그런데 위 기능이 떨어져 소화가 잘 안 돼 영

---

[1] 〈매일경제〉, '과식이 암 유발 에너지를 만든다'(2011. 2. 16)

양 상태가 불량해지면 면역 밸런스가 깨진다. 면역세포도 먹어야 싸울 힘이 생기는데, 영양이 제대로 흡수되지 않으면 힘을 제대로 발휘하지 못하는 것이다.

입맛이 떨어질 때가 있다. 스트레스를 받을 때나 병에 걸렸을 때다. 흔히 감기에 걸리면 열이 나면서 입맛이 떨어지고 몸이 나른해져 하루 이틀은 몸져눕게 된다. 입맛이 떨어지는 것은 다른 기능에 소요되는 에너지를 일시적으로 줄여 몸속 이물질을 내모는 데 전력투구하기 위해서다. 하지만 이때 아무것도 먹지 못하면 면역체계가 약해지므로 적당히 영양가가 있는 음식을 섭취해야 한다. 그래서 우리 어머니들은 감기에 걸린 자녀들을 위해 밥을 챙기며 항상 이야기하신다. "잘 먹어야 병도 낫는다"라고.

암 때문이 아니라 먹지 못해서 죽는다

암은 영양소와 산소가 제대로 공급이 되지 않는 부위에서 생겨난다. 반대로 해석하면 영양소와 산소만 제대로 공급하면 암은 더는 자라지 않거나 소멸될 수 있다. 그런데 암이 커지면 면역체계는 암과 싸워 이기기 위해 다른 기능을 일시 정지시킨다. 말기 암이 되면 거의 먹지를 못하는 이유다. 몸에서 아무것도 받아들이지 못할 정도로 온몸의 기능이 저하된 상태인 것이다. 암을 치료하기 위해서는 영양을 보충해야 하는데, 먹을 수가 없으니 암은 더욱 악화된다. 암환자는 암 때문이 아니라 영양 결핍으로 인해 죽는 경우가 훨씬 많은 것이 이런 이유 때문이다.

영양 결핍은 치명적으로 면역력의 활동성을 저해시키고, 면역 활동이 떨어지면 전반적으로 염증이 생겨 패혈증으로 죽게 된다. 항암치료가 문제가 되는 것은 이 지점이다. 먹어야 병과 싸워 이길 수 있는데, 항암치료는 오히려 환자의 몸 상태를 더 나쁘게 만들어 아예 먹지를 못하게 만든다. 그럼 몸은 더 힘들어지고, 상태는 더 나빠진다. 그야말로 악순환이 계속되는 것이다.

항암치료를 받으면 기본적으로 나타나는 증상이 열과 식욕 저하, 그리고 구순염이다. 열은 독소를 몰아내기 위해 면역체계가 가동할 때 나타나는 자연스러운 현상이다. 그리고 독소를 몰아내기 위해 면역체계가 가동되면서 에너지가 그쪽으로 모이다 보니 입맛이 뚝 떨어진다. 설상가상 입안이 헐기까지 한다. 먹고 싶은 생각도 들지 않지만, 먹을 수조차 없게 된다. 구순염은 면역력이 저하되었을 때 나타나는 대표적인 증상으로 이와 동시에 의욕도 사라진다. 암환자들은 열이 나고, 기력이 없고, 아파서 제대로 잠을 자지 못한다. 몸이 좋지 않으니 짜증을 내고 작은 일에도 민감해져 신경질적으로 변한다.

암환자 중에 항암치료를 받고 입안 전체에 구순염에 걸려서 아무것도 삼키지 못하는 사람을 본 적이 있다. 우리는 피곤할 때 입안에 구멍이 하나만 나도 아파서 며칠간 고생한다. 그런데 입안 전체에 구순염이 걸렸으니 그 고통이 어느 정도였겠는가. 그 환자는 항암치료의 부작용으로 머리카락이 다 빠진 초췌한 모습으로 입을 다물지조차 못해 침을 뚝뚝 흘리며 눈물까지 뚝뚝 흘리고 있었다. 그 고통이 얼마나 심했으면 그랬을까? 옆에서 그 모습을 지켜보는 가족의 마음은 또 어떻겠는가?

병원에서는 항암이나 방사선 부작용을 없애려고 스테로이드를 처방한다. 스테로이드를 처방하면 통증이 느껴지지 않아 잘 먹는 것처럼 느껴지기도 하지만, 약성이 면역체계를 교란시켜 또 문제가 된다. 진퇴양난이다. 항암을 하지 않고 가만히 두었으면 이런 부작용은 없었을 텐데, 참으로 안타까운 상황이 아닐 수 없다.

여성 암환자 중 항암치료의 불안을 덜기 위해 면역치료를 함께 받은 분이 있다. 이 환자는 항암치료 후 식욕이 떨어지는 다른 암환자와 달리 먹는데 아무런 지장이 없었다. 독한 치료를 받아도 면역력이 떨어지지 않도록 최소한의 조처를 한 덕분이다. 아무리 비싼 영양제라도 좋은 음식을 먹어서 몸으로 직접 흡수하는 것보다 더 좋을 수는 없다. 그렇기 때문에 암을 치료하기 이전에 위의 기능 장애를 없애 영양을 흡수할 수 있을 몸을 만드는 것이 중요하다.

그렇다고 과식을 하라는 이야기는 아니다. 앞에서도 설명했듯 과식 역시 신체의 기능을 떨어트리는 원인이 되기 때문이다. 공자는 지나친 것보다는 부족한 것이 낫다는 '과유불급過猶不及'을 이야기했다. 쉬운 것 같지만, '중용中庸'을 유지하는 것이 가장 어렵다.

암을 치유하기 위해서는 소소한 것에 매달릴 것이 아니라 생활의 근본을 바꿔야 한다. 정시에 정량을 먹고, 배고픔이 사라질 정도로 소식을 하고, 과한 음주를 하지 않아야 한다. 규칙적인 생활, 운동, 스트레스 없는 생활 등 건강 유지를 위해서는 여러 가지가 있지만, 다른 걸 못하겠다면 그중에서 식사라도 조절하는 것이 맞다.

5단계
치료에 일방통행은 없다

의사의 일방적인 치료로는 병을 이겨낼 수 없다. 의사가 성심을 다해 치료하면 응당 환자도 성심으로 협력을 다해야만 병이 낫는다. 병을 치료하는 데 있어서 가장 기본이 되는 것이 의사와 환자가 서로를 존중하고 믿는 것이다.

중국 고대의 전설적인 명의인 편작은 병을 고칠 수 없는 여섯 가지(육불치, 六不治)에 대해 이야기했다. 교만해 의사의 충고를 따르지 않는 사람, 몸을 중히 여기지 않고 돈과 명예만 좇고, 식탐이 많고 편한 것만 찾거나 음양의 균형이 깨진 경우, 기본 체력이 약해 약이 안 받거나 미신이나 주술에 매달리는 경우를 말한다. 곰곰이 생각해 보면 2,000년 전과 지금이나 다른 것이 무언인가? 정보가 넘쳐나는 현대에서는 '반의사'인 환자를 설득하기가 더 어렵고, 물질 만능주의 역시 과거보다 더 팽배해졌으며, 먹거리는 넘쳐나고 몸은 편해져 기본 체력은 현저히 떨어졌다. 마지막 항목인 미신과 주술은 사라졌다고 하지만, 대신 그 자리를 현대의학이라는 '맹신'이 자리 잡고 있다. 경우가 이렇다 보니 오히려 육불치에 해당하는 환자가 과거보다 더 많다고밖에 말할 수 없다.

의사와 환자 간의 신뢰는 기본이다

환자가 병에 걸리면 병을 낫게 하는 데만 집중할 것 같지만, 의외로 다른 데 신경을 쓰는 경우가 많다. 앞서 말한 것처럼 아픈데도 불구하고 자신의 습관을 버리지 못하거나 생활고에 시달리다 보니 치료보다 치료비에 전전긍긍하는 사람이 의외로 많다.

충청도에서 췌장암에 걸린 남자 환자가 입원했다. 말기 전까지 발견이 어려운 췌장암은 보통 발견되면 대부분 희망을 잃는다. 말기 암 판정을 받고 나무젓가락처럼 말라서 병원을 찾았던 그 남자는 2달 동안 집중적으로 치료를 받았다. 효과는 놀라웠다. 쓰러진 상태에서 움직이지도 못해 혼자서는 화장실조차 가지 못했던 그 환자는 혈액순환, 운동, 식이요법 등을 병행해 약 2달 동안 살이 5kg이나 쪘고, 혼자 밥을 먹고 걸어 다닐 정도가 되었다. 그러자 어느 정도 자신감이 붙었는지 퇴원을 하겠다고 했다. 최소 3달은 입원 치료를 받아야 한다고 극구 말렸지만, 고향으로 가겠다며 짐을 쌌다.

말기 암이란 암이 그만큼 커질 정도로 오랫동안 생활을 제대로 하지 않았다는 의미다. 그런데 2달 정도 치료와 요양을 했다고 갑자기 몸이 완벽하게 정상으로 되돌아오지는 않는다. 3달 동안 집중 치료를 받더라도 지속적으로 생활습관을 개선해 꾸준히 그 상태를 유지해야 몸이 서서히 제 기능을 찾는다. 그런데 그 환자는 치료비가 부담이 되었던지 끝내 고집을 부리며 퇴원을 강행했다.

몇 달 뒤 그 환자의 여동생에게서 편지가 왔다. 환자가 죽었다는 소식과 함께 원장님에게 너무 죄송하다며, 죽기 전까지 원장님의 말을 들을 걸 그랬다며 후회를 많이 했다고 하는 내용이었다. 그래도 삶을 평안하게 갈 수 있도록 해줘서 감사하다며 편지를 보내온 것이다. 그 환자는 집중 치료가 필요했지만, 집으로 돌아가자마자 다시 생활 전선에 뛰어든 듯했다.

마음 아픈 사연이지만, 경제적 여력이 되는 데도 이런 행동을 보이는 환자들은 의외로 많다. 환자는 어느 정도 체력이 생기면 병원에서 하는 것처럼 집에서도 스스로 치료할 수 있을 것이라고 착각한다. 하지만 병원에서 제대로 치료를 받는 것과 집에서 환자 스스로 자신을 케어하는 데는 어마어마한 차이가 있다. 아픈 환자들은 컨디션이 좋은 것 같다가도 금세 나빠지기도 하고, 약간의 변수에 의해 여러 가지 돌발 상황이 일어난다. 병원에서는 환자의 상태에 따라 의사가 즉각 처방을 내릴 수 있지만, 집에서는 즉시 처방이 곤란하다.

항암을 하면 다른 정상 조직까지 상할 수 있으니까 항암을 하지 말라고 해도 말을 듣지 않는 환자가 태반이다. 면역치료로 몸이 괜찮아지면 다시 병원에 가서 항암치료를 받고 온다. 그럼 다른 곳에 다른 문제가 생긴다. 그러면 병원에서는 다시 수술을 권유하고, 항암치료를 받는 식이다. 이처럼 의사와 환자 간의 신뢰가 무너져 내려서는 결코 성공적인 치료를 할 수가 없다.

성실한 사람이 더 잘 낫는다

제대로 된 치료를 하기 위해서는 의사도 중요하지만, 환자의 마음가짐과 성실함도 중요하다. 일방적인 치료만으로는 한계가 있다. 의사 앞에서는 "네, 알겠습니다"라고 하고서 뒤에서 컵라면을 먹고 담배를 피우면 절대 암은 치료할 수 없다. 용기와 끈기를 가지고 꾸준히 치료해야 한다. 그것이 가장 중요하다.

사람은 병에서 벗어났다고 생각하는 순간, 건방져진다. 의사가 하라는 대로 하지 않으면서 치료에도 적극적이지 않다. 약도 규칙적으로 일정하게 써야 효과가 있는데, 몸이 힘들면 치료를 거부하거나 환자 임의대로 날짜를 바꿔 버리기도 한다. 환자가 나 몰라라 하면 의사들은 속수무책이다. 어떻게 할 도리가 없다. 강제로 치료를 할 수 없기 때문이다.

이와 반대로 의사가 지시하면 한 치의 오차 없이 묵묵하게 이를 지키는 사람이 있다. 제때 약을 먹고, 제때 치료를 받고, 제때 식사를 하고, 하지 말라고 하는 것은 결코 하지 않는다. 이런 분들은 기본적으로 성실한 사람이다. 이런 환자에게는 의사가 더 잘할 수밖에 없고, 더 열심히 치료 방법을 찾을 수밖에 없다. 환자가 보내는 신뢰에 대해 의사로서 보답하고 싶기 때문이다. 하지만 자신의 몸임에도 불구하고, 특히 환자임에도 불구하고 성실한 모습을 보여주는 이는 극히 드물다. 몸이 좀 괜찮다 싶으면 "내 몸은 내가 더 잘 안다"며 치료를 늦춘다. 그런 느슨한 생각 때문에 몸 상태가 나빠졌다는 것을 잊어 버린다. 이래서는 의사와 환자 사이의 가장 기본적인 신뢰를 형성하기는커녕 치료조차 곤란하다.

지금까지 이야기했듯 암의 원인과 치료 방법은 명확하다. 그걸 기본으로 치료하면 된다. 나머지는 치료를 열심히 해서 완치해야겠다는 본인의 의지다. 이런 의지를 가진 환자에게는 의사가 성심을 다할 수밖에 없고, 환자도 금세 기력을 찾을 수 있다.

봄에 핀 꽃이 일 년 내내 그 아름다움을 간직하지 못하듯이 인간의 마음 역시 초심初心을 지키기 어렵다. 하지만 아름답게 핀 꽃을 기억하며, 병에 걸렸을 당시의 그 마음을 기억한다면 치료도 어렵지 않게 견딜 수 있을 것이다. 모든 것은 본인의 의지에 달려 있다.

4장

- 암환자에게 면역치료가 필요한 이유
- 병이 아닌 사람을 생각하는 면역치료
- 암과 싸울 면역력을 높여주는 여섯 가지 동서융합 면역치료법

몸을 회복시켜 암을 없애는
여섯 가지 동서융합 면역치료법

면역치료의 원리는 간단하다.
스스로 암과 싸울 수 있도록 인간 본연의 면역력을 최대로 높여주는 것이다.
몸에 원래부터 있던 기능을 제대로 돌려놓기만 하면 되는 것이다.

암환자에게
면역치료가 필요한 이유

암은 정상적인 면역체계가 가동되면 성장을 멈추거나 NK세포에 의해 소멸된다고 설명했다. 지금까지의 설명에 대해 수긍하는 사람이라면 생각할 것이다. 그렇다면 지금부터라도 마음을 비우고, 생활을 정상적으로 되돌리면 얼마든지 혼자서 치료가 가능하겠구나, 하고 말이다. 자신에게도 TV 프로그램의 주인공처럼 '기적'이 찾아오기를 바라면서 말이다.

암치료, 혼자서도 가능하다?

매일 참깨만 한 크기로 생겨나는 암이 주먹만 한 암 덩어리로 자랄 때까지는 10여 년의 시간이 걸린다. 암이 자랄 수 있는 체내 환경을 만들면서 10여 년간 지속적으로 생활해 왔다는 말이다. 암이 발병한 것을 인지한 뒤 면역치료를 받지 않고 대신 생활을 규칙적으로 하고, 먹는 것을 조절하고, 몸을 따뜻하게 하는 등 생활을 개선하면 암은 저절로 소멸될 것인가? 라고 묻는다면 나는 아니다, 라고 답할 것이다. 물론 '기적'의 주인공들이 있기는 하다. 하지만 10년 넘게 서서히 망가졌던 몸이 하루아침에 좋아질 리 만무하다. 특히 몸이 제대로 기능하지 못하는 수준의 상태에서 규칙적으로 생활하고, 영양을 생각해 골고루 먹고, 적당히 운동을 한다고 해도 몸이 제대로 영양을 흡수하지 못하고, 옳은 운동을 하지 못한다면 이전과는 다른 생활을 하더라도 자기 생각과 달리 몸은 점점 더 나빠질 수밖에 없다.

유방암에 걸린 환자가 있었다. 평소 항암치료에 대해 거부감이 있었고, 면역치료에 대해 어느 정도 인지하고 있던 이 분은 암에 걸렸다는 사실을 알고, 항암치료 대신 몸의 면역력을 믿어 보기로 했다. 문제는 병원을 찾지 않고, 혼자서 식이조절 등을 하면서 평소 생활하던 대로 지낸 것이다. 그런데 1년여가 지난 뒤 유방 쪽의 피부가 허물어지면서 통증이 생기기 시작했다. 화들짝 놀란 이분은 결국 병원을 찾아 항암제를 맞고, 방사선을 쬐는 등 항암치료를 받고 말았다.

면역치료에 대해 설명을 들은 환자는 생활만 바꾸면 풀 수 있는 간단한 문제라고 생각해 충분히 자신이 생활을 컨트롤하면서 이겨낼 수 있다고 착각한다. 문제는 그 올바른 생활이 객관적인 것이 아니라 주관적이라는 데 있다.

정상궤도에 오르기까지는 치료가 필요하다

파상풍에 걸리면 상처 부위가 아무리 작아도 그대로 두면 결국은 살이 썩어들어가 절단해야 하는 상황까지 갈 수 있다. 암도 그렇다. 면역력만 믿고 그대로 두면 상태가 좋아지기는커녕 더 나빠질 수 있다. 면역력을 정상적으로 되돌리기 위해서는 적당한 치료가 동반되어야 한다.

모든 운동이 몸에 좋은 영향을 미칠 것 같지만, 운동도 잘못하면 독이 된다. 과한 운동은 몸에 오히려 무리를 주고, 운동중독증이라는 또 다른 병을 야기하기도 한다. 올바른 자세로 운동하지 않으면 효과도 미미하다. 그렇기 때문에 제대로 된 운동법을 알기 위해서라도 개인 트레이닝을 한 달 정도 권유하는 것이다. 다이어트도 마찬가지다. 적게 먹고, 대신 몸을 많이 움직이면 살이 빠진다는 사실은 누구나 다 알고 있다. 하지만 올바른 방법이 아닐 수도 있거니와 사람의 의지로 지속적인 습관을 들이지 못하기 때문에 외부 기관의 도움을 받는 것이다.

하물며 몸의 균형이 완전히 무너져 버린 암환자의 경우에는 더욱더 의사의 치료가 필요하다. 체온을 높인다고 찜질방에 가서 온종일 있어도 피부 온도만 높아지기 때문에 기력만 더 빠질 뿐이다. 아무리 좋은 음식을 먹어도 위의 기능이 엉망이기 때문에 제대로 영양을 흡수하지 못한다. 깊이 숨을 들이쉬고 싶어도 그럴 만한 기운이 남아 있지 않다.

고속도로에서 고속으로 달리는 자동차는 기름이 적게 들지만, 멈춘 상태에서 다시 시동을 걸기 위해서는 많은 기름이 드는 것처럼 일정한 궤도에 오른 상태에서는 조금만 생활을 개선해도 정상적으로 돌아올 수 있지만, 암이 성장할 정도로 몸이 엉망인 상태에서는 엔진 자체를 돌릴 기운이 없다. 혼자서 엔진을 돌리려고 해도 힘이 달린 차는 계속 공회전만 할 뿐이다. 열기구도 하늘에 올라가기까지가 힘든 것이지 일단 어느 정도 높이까지 올라가고 나면 대기의 기류에 의해서 쉽게 흘러 다닌다. 다시 말해 암에 걸리면 환자가 혼자서도 충분히 일어설 수 있을 만큼 기초 체력을 다지고 정상적으로 몸이 회복되고 있는지를 옆에서 지켜보면서 그때그때 몸의 상태에 맞춰 방향을 알려주고 치료해줄 의사가 필요한 것이다.

면역치료, 간단하지만 간단하지 않다

지금도 여러 가지 이유로 100일 기도를 하는 사람이 있지만, 과거 우리 조상들은 남편의 과거 급제를 위해서, 집안의 안녕을 위해서, 임신을 기원하기 위해서 100일 기도를 하곤 했다. 100일 기도를 하면 임신이 되는 경우도 있었다. 이도 면역력이 좋아지는 과정과 비슷하다. 절에 들어가 규칙적으로 생활하며, 소식을 하면서 매일 운동을 하기 때문에 임신을 할 수 있는 최적의 몸 상태가 만들어지는 것이다. 그런데 왜 100일일까? 50일도 있고, 120일도 있는데, 굳이 100일 기도를 한 이유가 무엇일까? 조상들이 세포의 생성 주기에 대해 알았을 리는 없지만, 몸의 순환 주기에 대한 지혜가 있었던 것은 아닐까 한다.

우리 몸의 세포는 뼈 조직이나 신경세포 등 일부를 제외하고는

3달 정도면 대부분이 새로이 재생된다. 다시 말해 3달가량은 의사의 치료를 받아야 암을 이겨낼 수 있는 최소한의 몸 상태를 만들 수 있다는 의미다.

면역치료에 대해 일반인이 이해하기 쉽도록 어려운 용어를 배제하고 설명했지만, 면역치료가 말처럼 간단한 것은 아니다. 특히 약간의 스트레스에도 예민하게 반응하는 환자를 대상으로 하는 치료이기 때문에 극도로 주의를 기울여야 하는 치료다. 물론 누군가는 스스로 몸을 보살펴 TV 프로그램에 나오는 사람처럼 '기적'의 주인공이 될 수도 있다. 그러나 전 세계 수많은 사람이 다이어트에 도전하지만, 극히 일부의 사람만이 다이어트에 성공하는 것처럼 인간의 의지는 강하지 않다. '작심삼일'이라는 말이 괜히 나온 것이 아닌 것이다. 암의 메커니즘을 알았다고 해서 혼자서 면역치료를 할 수 있다고 생각하는 것이 스스로에 대한 자만이나 오만은 아닌지 한 번쯤 생각해 볼 문제다.

병이 아닌 사람을 생각하는
면역치료

　기원전 1,550년 작성된 고대 이집트 의학 문서 에베르스 파피루스에는 '종양이 발견되면 해당 부위를 절개하고 더러운 수건으로 문질러 감염을 유발하라'고 적혀 있다. 일부러 병변을 감염시켜 면역세포가 종양을 공격하도록 만드는 것이다.

　몸을 건강하게 하는 것은 생각만큼 어렵지 않다. 모든 건강서를 들여다보아도, 세상의 모든 의사를 만나도 결국은 몇 가지로 요약된다. 첫째, 규칙적으로 생활하고, 둘째, 영양가 있는 것을 골고루 잘 먹고, 셋째, 스트레스를 받지 말고, 넷째, 적당하게 운동하고, 다섯째, 충분히 쉬는 것이다. 그리고 이 모든 것을 자연과 보다 가까운 상태에서 행할 때 가장 큰 효과를 얻을 수 있다. 이것만 잘 실천해도 인간은 아프지 않고, 천수를 누릴 수 있다. 그런데 우리는 이런 사실을 잘 알면서도 평소 이것을 실천하지 않아 병에 걸리고 만다.

관리에 따라 달라지는 파워, 면역력

똑같은 나무를 키우는 두 사람이 있다. 한 사람은 나무에 정성을 쏟아 관리를 한다. 매일 햇볕을 듬뿍 쬐어 주고, 뿌리가 마르지 않도록 제때 물을 주며, 일정하게 영양제도 준다. 아무리 바빠도 한 번씩 바깥에 내놓아 바람이 통할 수 있도록 해주고, 가끔은 흙이 단단하게 굳어 뿌리가 숨쉬기 어려운 것은 아닌지, 흙을 갈아 엎어 주기도 한다. 다른 한 사람은 여러 가지 바쁜 상황이 있어 나무에 신경을 쓸 겨를이 없다. 물을 언제 줬는지 기억도 못하고, 햇볕을 제대로 쬐고 있는지도 관심이 없다. 그저 알아서 크겠거니 방치해두다 잎이 누렇게 변한 것 같으면 한 번씩 물을 주는 정도다. 일 년 뒤 두 나무를 비교해 보면 어떻게 되어 있을까? 굳이 말하지 않아도 우리는 모두 정답을 알고 있다. 주인의 보살핌을 제대로 받은 나무는 별 탈 없이 아름다운 잎을 키우며 싱싱한 생명의 기운을 뿜고 있을 테고, 보살핌을 받지 못한 나무는 메마르고 보잘것없을 것이다. 아차, 싶은 주인이 나무를 다시 살려 보려고 물도 주고 영양을 줘도 한번 시들어 버린 나무는 좀체 싱싱해질 기미를 보이지 않는다.

동물이든 식물이든 생명이 있는 것은 동일하다. 얼마나 관심을 가지고 보살피느냐에 따라 싱싱하기도, 비실거리기도 한다. 인간이라고 해서 다를 것은 없다. 관리하면 관리한 만큼 건강해지고, 방치하면 방치한 만큼 나빠진다. 생명을 건강하게 유지하는 데 있어 근본이 되는 것이 면역력이고, 이 면역력의 회복이야말로 병을 치료하는 데 있어 가장 든든한 조력자이자 의사 역할을 한다.

면역치료란 신체 본래의 기능을 되찾도록 하는 치료다. 체온을 올리고, 혈액순환이 잘되도록 하고, 영양소가 잘 흡수되도록 돕고, 산소가 몸속에 풍부하도록 해준다. 이처럼 몸이 정상 기능을 하도록 만들면 면역력이 활성화되고, 자체적으로 생존하기 위해 암세포와 싸운다. 치료는 모두 면역력을 높이기 위한 일련의 행동이며, 허약해진 사람들의 면역력이 빠른 시간 내에 회복될 수 있도록 이를 체계적이고 효과적으로 정리한 것이다.

오래되고, 잘못 사용해서 녹슨 기계가 제대로 작동할 수 있도록 기름칠을 하고, 녹을 닦아내고, 부드럽게 작동할 수 있도록 무리가 가지 않게 조금씩 움직여주는 식인 것이다. 이런 방법 때문에 일반인이 면역치료를 받으면 멍했던 머리가 맑아지고, 몸이 가벼우면서 신체에 힘이 돌아오고, 기분이 한결 좋아진다. 여기서 한 가지 알아야 할 것은 몸은 어느 한 가지만 열심히 하고, 좋게 한다고 해서 건강해지지 않는다는 것이다. 운동을 하면 혈액순환이 잘되고, 혈액순환이 잘되면 체온이 높아진다. 체온이 높아지면 장의 기능이 좋아지고, 장의 기능이 좋아지면 면역세포가 활성화된다. 반대도 마찬가지다. 운동을 하지 않으면 혈액순환이 나빠지고, 혈액순환이 나빠지면 체온이 떨어진다. 과식을 해도 혈액순환이 나빠지거나 산소가 부족해져 몸 상태가 나빠진다. 이처럼 모든 몸의 기능은 서로 유기적으로 연결되어 있다.

면역세포에도 경험이 쌓인다

나이가 들어 면역력이 떨어진다고 걱정할 필요도 없다. 노화가 진행되면 면역력도 함께 저하한다. 40대가 넘어가면 면역세포 활성도가 급감하지만, 관리 여하에 따라 잘 유지할 수 있다. 나이가 든다고 나쁜 점만 있는 것도 아니다. 바로 면역세포의 경험치다.

태어나면서부터 젓가락질을 잘하는 사람은 없다. 처음엔 서툴러도 계속 사용하면서 자신에게 맞는 젓가락 사용법을 익히는 것처럼 사람은 나이가 들어가면서 경험도 쌓이고, 삶의 연륜도 묻어난다. 면역세포도 마찬가지다. 감기에 걸린 갓난아이를 치료하지 않고 그대로 두면 위험하지만, 어른이 되고 나서는 웬만한 감기는 물론 신종플루 같은 새로운 변종에 걸려도 젊은 사람에 비해 쉽게 이겨낸다. 살면서 이런저런 바이러스와 세균과 맞닥트려 싸우면서 면역세포에 다양한 경험치가 쌓여 각 상황에 맞게 대처할 수 있는 능력이 생겼기 때문이다. 이처럼 한의학에서는 병에 걸리면 무조건 약을 써서 낫게 하기보다 세포가 충분히 싸울 수 있도록 기력을 더해 스스로 나을 수 있도록 돕는다. 그러다 보니 치료할 충분한 시간을 필요로 한다. 결론적으로 면역 밸런스를 유지하는 것만이 병을 근본적으로 방어할 수 있는 최상의 방법일 뿐 아니라 질 높은 삶을 위해 우리가 할 수 있는 최소한의 노력이라는 것을 인식해야 한다.

인간의 행복한 삶을 고려한 면역치료

건강이란 강 위에 떠 있는 배와 같다. 노 젓기를 멈추는 순간 배는 하류로 떠내려가고 만다. 그 자리에 멈춰 있거나 상류로 올라가기 위해서는 끊임없이 노를 저어야 한다. 사람들은 이런 사실을 잘 알고 있으면서 짜증 나고 귀찮아서 하지 않는 경우가 태반이다. 비싼 돈을 들여 헬스장을 끊지만, 아침에 일어나기 귀찮아서 다시 누워버리고 만다. 오늘 하루만이 내일로 이어지고, 다음 주부터 시작할 것이라는 운동은 다음 해가 되어도 시작하지 못한다. 사람이기에 순간적인 안락함에 굴복하지만, 순간에 만족해 버리고 말면 결국 악순환이 일어난다. 세계보건기구WHO에서 내린 건강에 대한 정의는 다음과 같다.

"건강이란 육체적, 정신적, 영적 및 사회적으로 완전히 행복한 역동적 상태이지 단순히 질병이나 병약함이 없음을 뜻하는 것이 아니다."

"Health is a dynamic state of complete physical, mental, spiritual and social well-being and not merely the absence of disease or infirmity."

건강하게 산다는 것은 단순히 병을 없애는 데 있지 않다. 고통을 넘어 삶이 피폐해지는 것은 결코 '건강'하다고 이야기할 수 없다. 사람답게 살 수 있는 권리는 누구에게나 있다. 비록 암환자라고 하더라도 말이다. 그렇기에 면역치료는 그 의미를 가진다.

암과 싸울 면역력을 높여주는
여섯 가지 동서융합 면역치료법

자연치료라고 해서 원시시대처럼 풀뿌리에만 의존해서 치료하는 것은 아니다. 누릴 수 있는 현대의 문명을 최대한 활용해 자연을 거스르지 않고, 병을 근본적으로 치료하는 것이다. 동양의학과 서양의학의 장점을 취해 만들어진 동서융합 면역치료법은 신체 본래의 기능을 되찾도록 하는 치료로 체온을 올리고, 혈액순환이 잘되도록 하며, 영양소가 잘 흡수되도록 돕고, 산소가 몸속에 풍부하도록 해준다.

이처럼 몸의 기능을 원래대로 제대로 돌려놓아 암과 싸울 면역력을 높여주는 것이 동서융합 면역치료법이다.

01
혈액순환을 개선하고, 심혈관 질환을 돕는
체외역박동치료법

통해야 산다

성인의 몸속에 있는 혈관을 모두 끄집어내 한 줄로 쭉 연결하면 약 10만km로 이어진다. 이는 지구를 2바퀴 반을 돌 수 있는 길이다. 주먹보다 약간 큰 정도의 근육으로 이뤄진 심장은 한 번 펌프질을 할 때마다 지구의 2바퀴 반을 돌 수 있는 길이만큼 피를 밀어낼 수 있는 것이다. 정말 몸의 신비란 대단한 것임을 새삼 느끼게 된다. 신체의 다른 부위는 잠을 잘 때 쉴 수 있지만, 심장은 잠시도 쉬지 않는다. 심장이 쉬는 날은 바로 생명이 끝나는 날이다.

심장은 1분에 60~80회를 뛰며, 5~6ℓ 정도의 혈액을 온몸으로 내보낸다. 이처럼 일생을 두고 쉬지 않고 열심히 일하는 심장이지만, 펌프 역할을 하는 심장이 약해지거나 혈액을 전달하고 순환시키는 통로인 혈관이 건강하지 않으면 건강은 담보할 수 없다. 혈액순환에 문제가 일어나기 때문이다.

사람 몸은 머리끝에서부터 발가락 끝까지 혈관이 닿지 않는 곳이 없다. 피는 온몸을 순환하며 영양소와 산소를 공급하고, 노폐물과 독소를 배출시키며 신진대사가 활발해지도록 돕는다. 그런데 혈액이 제대로 순환되지 못하고 여기저기 정체가 되면 우리 몸의 기능은 저하되고 병이 든다. 어느 한곳이 막히거나 터지기라도 하면 몸은 당장 고장을 일으킨다.

모든 병의 시작, 혈액순환 장애에서 시작된다

인체를 공부하다 보면 혈액순환만큼 중요한 것이 없다. 혈액순환만 잘되어도 큰 질병에 걸릴 일이 없기 때문이다. 혈액순환이 잘되어야 영양과 산소가 온몸 구석구석 전달되고, 백혈구의 활동이 활발해져 각종 세균으로부터 몸을 지켜낼 수 있다. 혈액순환이 제대로 되지 않아 영양소와 산소가 차단되면 당장 피부가 괴사한다. 손가락 끝을 실이나 고무줄로 묶어 피를 통하지 않게 하면 몇 초 지나지 않아 피부가 시퍼렇게 변하면서 저릿저릿해지는 것을 눈으로 확인할 수 있다. 동상에 걸려 영양소와 산소가 닿지 못하면 당장 살이 썩고 그러면 그 부위는 절단해야 한다. 당뇨 때문에 피부가 썩는 것도 영양과 산소가 몸 구석구석 전달이 되지 않기 때문이다.

이처럼 혈액순환이 제대로 되지 않으면 두통, 어지럼증, 수족냉증, 손발 저림, 목과 어깨 통증 등 여러 가지 증상이 나타난다. 이러한 증상은 생명에는 크게 지장이 없지만, 일상생활을 하는 데는 영향을 받는다. 특히 여성들의 경우 수족냉증이나 손발 저림 같은 통증 혹은 감각 이상을 동반하는 불편함을 낳고, 근육에 젖산이나 노폐물이 축적되어 근육이 경직되면 목이나 어깨 통증이 나타나기도 한다. 이런 상태가 만성화되면 목덜미를 따라 머리까지 통증이 확대되어 디스크로 발전하기도 한다. 결론적으로 혈액순환이 원활하지 않으면 몸의 조화, 균형이 깨지고 이는 개선하지 않으면 결국 큰 병에 이르고 만다.

혈관이 건강해야 순환이 잘된다

혈액순환이 원활하려면 심장도 건강해야 하지만, 혈액이 흐르는 길인 혈관도 건강해야 한다. 혈관의 건강을 지키려면 건강한 생활습관이 가장 중요하다. 피를 탁하게 만드는 주원인은 '과잉영양소'다. 또 기름진 음식이나 육류 위주의 식습관, 인스턴트식품, 술과 밀가루 등이 혈액순환에 가장 큰 독으로 작용한다. 따라서 과식이나 폭식, 야식은 금해야 한다.

혈관 내벽에 노폐물이 쌓이면 혈관이 좁아지므로 규칙적으로 운동하고, 생선이나 들기름과 같은 불포화지방산과 채소나 세척 과일 등 수용성 식이섬유소가 많은 식품을 섭취하는 등 식습관을 개선해 표준 체중을 유지해야 한다.

담배는 혈관을 수축시켜 혈압과 맥박을 증가시키기 때문에 혈관에 부담을 주지 않으려면 담배를 끊어야 한다. 또 장시간 앉아 있는 사람은 종아리 근육에 피가 고이고 심장으로 피가 순환이 되지 않아 하지 부종이나 임파선 흐름에 방해를 받게 되므로 항상 자세를 바로 하고, 의도적으로라도 자주 일어나 조금이라도 움직이고 스트레칭을 할 필요가 있다. 자리에서 일어나 제자리걸음을 하는 간단한 운동만으로도 큰 효과를 볼 수 있다. 신진대사를 원

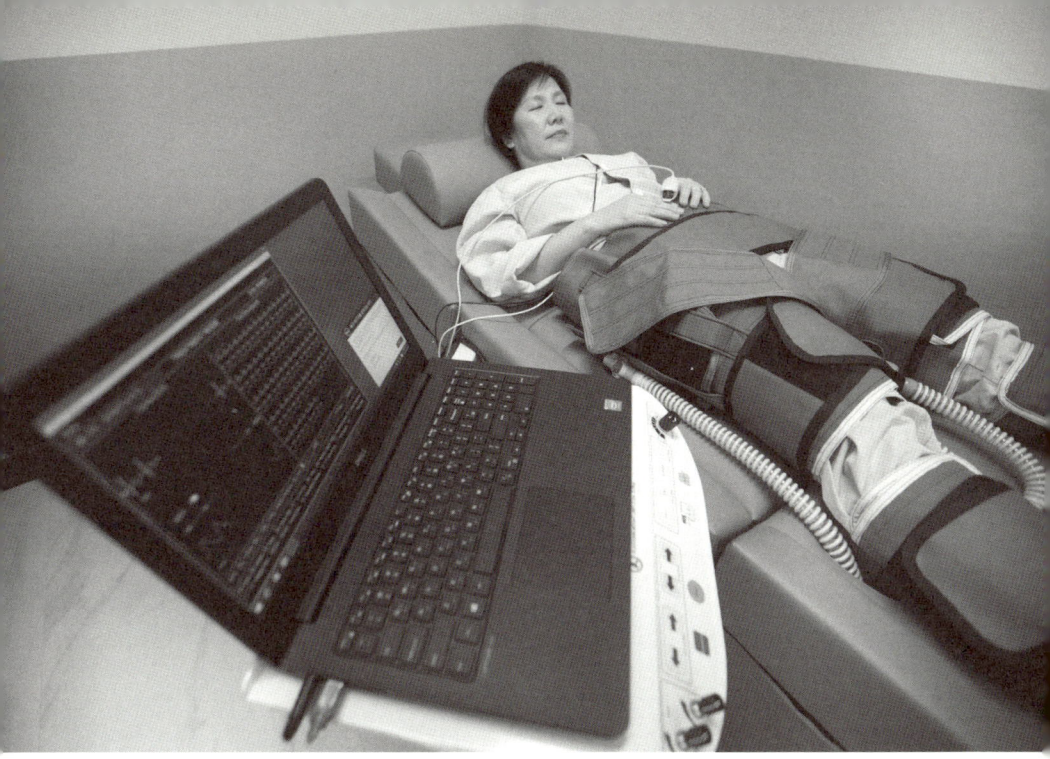

체외역박동치료법

활하게 만들어 혈관 내 노폐물과 독소가 쌓이지 않도록 물을 자주, 많이 마시는 것도 중요하다.

심장에 부담을 주지 않는 혈액순환법, 체외역박동치료법

혈액순환이 좋지 못한 암환자는 기계를 이용해 심장이 피를 좀 더 세게, 멀리까지 할 수 있도록 돕는다. 이것이 체외역박동치료법이다. 치료 원리는 환자 심장 박동에 따라 몸의 혈관을 압박해 혈류량이 증가하도록 하는 것으로 심장 부하는 감소시키면서 오장육부와 말단 혈관까지 가는 혈액량과 산소를 증가시켜주는 효과가 있다. 체외역박동치료는 원래 안정성협심증, 불안전성협심증, 울혈성심부전, 급성심근경색, 심장성 쇼크 등 심혈관 질환에 사용되는 치료지만, 혈액순환이 필요한 암치료에도 사용되고 있다.

체외역박동치료에 사용되는 기계인 'EECP^{Enhanced Extra Counter Pulsation}'는 유럽 CE, 미국 FDA, 한국 KFDA에서 인증받은 의료 장비로 미국과 유럽에서는 흔하게 사용되고 있다. 특히 미국에서는 심장혈관센터를 비롯해 약 800여 곳에서 활발하게 사용되고 있다.

통즉불통通則不痛, 불통즉통不通則痛.

〈동의보감〉의 양생의학 핵심은 '통하면 아프지 않고, 통하지 않으면 아프다'는 것이다. 통한다는 것은 '기氣'의 흐름을 의미하고, 기는 혈액血과 함께 순환하는 것으로 보았다. 면역 시스템이 제대로 가동되기 위해서는 이 기와 혈의 순환이 가장 중요하다.

생명을 의미하는 '혈액'은 살아 있는 동안 어느 한곳에 머물지 않고 끊임없이 몸을 순환한다. 전국에 있는 강이 가물지 않고 세차게 흘러야 국토가 건강하다. 상하수도가 노후되지 않고, 막힌 곳이 없어야 장마가 와도 물이 넘치지 않고 잘 견딜 수 있다. 혈액 역시 막히는 곳 없이 온몸 구석구석을 세차게 흘러 다닐 수 있다면 건강도, 면역력도 10년 전으로 젊게 회귀할 수 있을 것이다.

02
암의 성장을 억제하고 항암 부작용을 줄여주는
고압산소치료법

산소 부족이 암을 부른다

우리 몸에서 산소가 차지하는 비율은 약 65%로 몸속에 있는 각각의 세포는 산소를 불쏘시개 삼아 에너지를 만들어낸다. 바꾸어 말해 체내 산소가 부족하면 우리 몸에 필요한 각종 에너지원을 만들어낼 수 없다. 에너지원을 만들지 못하면 기운이 달리고 당연히 면역력도 떨어질 수밖에 없다. 또 정상세포는 산소가 없으면 에너지를 만들지 못하지만, 암세포는 산소가 없어도 살아남기 때문에 암세포가 점점 더 커지게 된다.

천연 항암백신, 산소

호흡하지 않고 사는 사람은 없다. 누구나 숨을 쉰다. 숨만 쉴 수 있으면 산소가 몸으로 들어오는데 무슨 문제냐고 반문할 수 있지만, 비염, 천식 같은 호흡기 질환, 수면무호흡증, 얕은 호흡 등의 이유로 체내에 산소가 부족해지는 경우도 많다. 특히 과식을 하면 음식을 소화하는 과정에서 산소 소모가 증가해 체내의 산소가 줄어든다. 특히 육류나 밀가루, 술, 가공식품을 과하게 먹으면 몸이 산소를 많이 사용하게 되면서 체내 산소량이 부족해진다.

몸속 산소가 부족해지면 어떤 현상이 나타날까? 면역력이 감소하고 두통과 함께 맥박이 증가하며, 피로 물질인 탄산가스나 활성산소가 만들어지고, 몸에 염증이 생기게 된다. 그 외에도 두통, 어지럼증, 만성 폐쇄성 폐 질환, 중풍, 치매, 빈혈, 심장 장애 등이 생길 수 있다.

산소로 인해 문제가 되는 것 중 하나는 '활성산소'다. 현대인의 질병 중 약 90%와 관련이 있다고 알려진 활성산소는 호흡을 통해 몸속으로 들어온 산소 일부가 변질된 것으로 각종 장기와 세포를 공격해 손상시키고 암을 유발시키는 유해산소다. 활성산소가 무조건 나쁜 것은 아니어서 적정 수준의 활성산소는 몸에 침입한 세균과 바이러스를 물리치고 생체 신호 전달 과정에서 중요한 역할을 하기도 한다. 하지만, 몸속에 다량의 활성산소가 한꺼번에 만들어지면 세포에 돌연변이를 일으켜 암이 발생하기도 한다. 그러므로 활성산소가 과하게 만들어지지 않도록 생활습관을 잘 유지하는 것이 중요하다. 과식하지 않고, 비타민 E·비타민 C·빌리루빈·글루타티온·카로틴 등 항산화물을 섭취하면 활성산소를 없애는 데 큰 효과가 있다.

이 외에도 철분이 부족하면 몸속에서 산소를 세포까지 운반하는 헤모글로빈도 부족해져 산소를 체내 곳곳에 전달할 수가 없으므로 철분 함량이 높고 암세포를 억제하는 알리신 성분이 풍부한 부추나 세포막을 유연하게 해 세포에 원활하게 산소 공급이 되도록 돕는 오메가-3 지방산이 풍부한 고등어, 체내 활성산소를 잡는 양배추, 귤, 호두, 아몬드, 잣, 토마토, 당근, 마늘, 양파 등 다양한 음식을 골고루 먹는 것이 좋다. 또 산소를 공급하는 산세베리아나 벤자민, 고무나무, 관음죽, 국화 등 공기 정화 식물을 집안에서 키우는 것도 충분한 산소 공급에 도움이 된다.

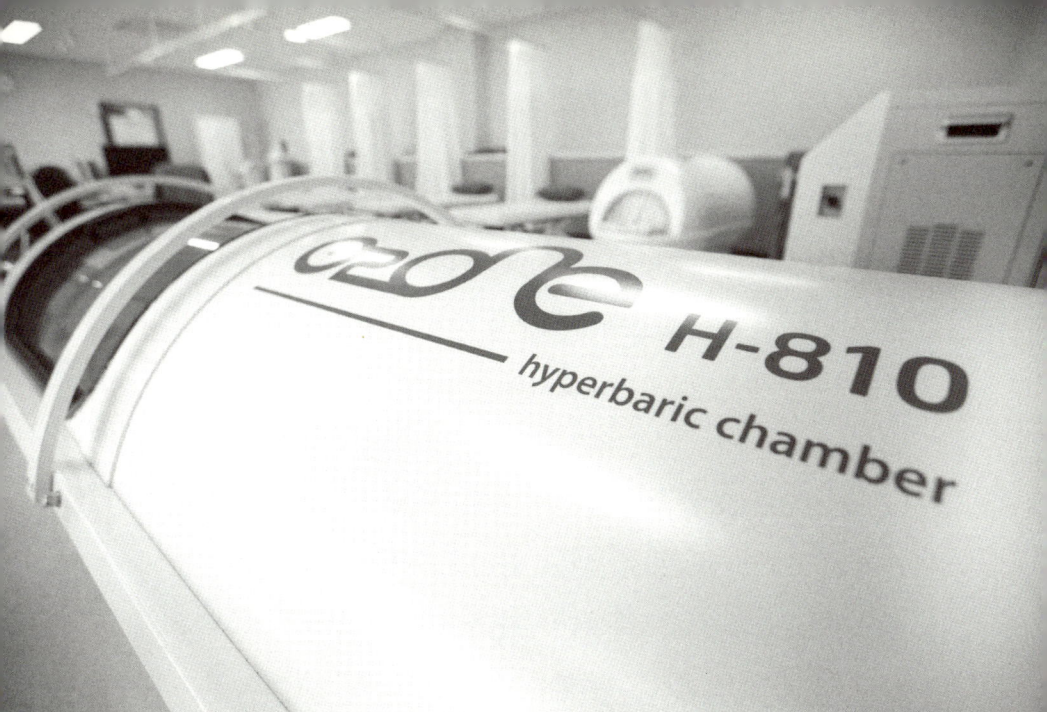

고압산소치료법

암의 성장을 억제하고 항암 부작용을 줄여주는 고압산소치료법

'천연 항암백신'이라고 할 수 있는 산소를 많이 만들고, 활성산소를 적정 수준으로 낮추면 면역체계는 스스로 암을 파괴하는 힘을 갖게 된다. 우리 몸이 암과 싸우는 동안 수술이나 항암, 방사선과 같은 치료를 하면 혈액순환에 문제가 생기고 면역력이 저하된다. 그러므로 이때는 영양과 산소 공급이 원활하게 이뤄질 수 있도록 해 면역력을 높여주어야 한다.

산소가 부족하다고 판단되면 몸에 깨끗한 산소를 가득 채워주면 된다. 가장 쉬운 방법은 호흡이다. 그런데 어른들 대부분은 숨을 얕게 쉰다. 숨이 얕으면 구석구석 산소를 흘려보낼 수 없다. 그렇기 때문에 복식호흡이 필요하다.

복식호흡은 코로 깊게 호흡하고, 입으로 길게 숨을 내쉬면 된다. 입으로도 호흡할 수는 있지만, 코처럼 세균 침입을 막을 수 있는 장치가 없어 몸속으로 세균이 들어갈 수 있으므로 코로 숨을 쉬어야 한다. 숨을 들이쉴 때는 배가 볼록 튀어나오도록 쉬고, 숨을 내쉴 때는 입으로 몸속에 있는 나쁜 기운을 모두 밖으로 내보낸다는 생각으로 배가 쏙 들어가도록 길게 20초 이상 내뱉는다. 숨을 길게 내뱉는 만큼 코로 들이쉬는 숨은 더 깊어질 것이고, 더 많은 산소를 몸에 넣을 수 있게 된다. 이렇게 호흡만 깊이 해도 체내 곳곳에 필요한 산소를 충분히 공급할 수 있어 암세포가 성장하지 못하게 하는 데 도움이 된다.

암환자의 경우에는 기력이 쇠하고, 호흡이 더 얕아져 몸속 산소가 부족하다. 그렇기 때문에 혈액 중 산소 농도를 높이기 위해 인공적으로 10~15배가량 많은 양의 산소를 공급한다. 이것이 고압산소요법이다. 고압산소요법은 원래 잠수병, 가스 중독 등의 치료에 주로 이용되던 치료법으로 대기압보다 기압이 높은 방이나 기계 안에 고농도 산소를 넣어 환자가 산소를 100% 흡입할 수 있도록 하는 것이다.

고압산소치료는 혈액을 통해 순도 높은 산소를 조직으로 보내 신생혈관을 만들어내고, 신체 방어 작용을 하는 백혈구의 기능을 증강시키는 효과가 있다. 암환자에게 고압산소치료를 하면 방사선치료의 부작용과 통증 줄이고 삶의 질을 높인다는 연구 결과가 있다.

03
암세포를 사멸하는 고주파
온열암치료법

차가운 몸은 만병의 원흉이다

꽁꽁 얼어 있는 얼음에 뾰족한 정이나 칼을 가져다 대고 톡, 하고 가볍게 충격을 가하면 얼음이 쨍, 하고 금이 가면서 깨진다. 아주 작은 충격에도 얼음이 깨지는 것처럼 몸이 차가운 사람은 질병에 쉽게 노출된다. 실제 고혈압, 당뇨병, 류머티즘, 고혈압·당뇨·뇌경색·심근경색 등 병을 앓고 있는 환자들은 대부분 저체온이다. 체온 저하는 건강 이상을 알리는 적신호다. 체온이 1℃ 정도 낮아지면 몸의 대사 작용이 12%가량 줄어들고, 체내 대사율이 낮아지면서 혈액순환에 문제가 생겨 세포 조직의 기능과 면역체계가 망가져 각종 질병에 걸리기 쉽다. 겨우 1에 불과한 숫자지만, 이 1이라는 숫자에 의해 인간의 건강이 좌우되는 것이다.

몸이 냉한 사람은 병에 걸리기 쉽다

추우면 의지와 상관없이 몸이 부르르 떨린다. 진동으로 체온을 올리기 위한 자연스러운 현상이다. 열이 나면 땀을 흘리거나 소변을 내보내 체온을 조절한다. 인간이 항상 36.5℃를 유지하고자 하는 데는 이유가 있다. 건강한 사람은 약간 미열이 있는 듯한 상태로 기초대사량이 높지만, 반대로 몸이 좋지 않거나 컨디션이 나쁘면 체온이 내려간다. 나이가 들면 기초대사량이 떨어지기 때문에 기초체온도 떨어진다.

체온이 떨어지면 혈액순환이 느려져 우리 몸에 산소나 영양분을 필요한 곳에 제대로 운반하는 데 어려움을 겪는다. 당연히 정상적인 대사 활동에 문제가 발생하고, 면역세포의 활동이 둔해져 면역력이 떨어진다. 체온이 정상보다 낮은 상태가 지속되면 면역력도 지속적으로 떨어져 감기는 물론 각종 감염성 질환을 비롯해 천식, 알레르기 질환, 류머티즘 등 자가면역 질환에도 걸리기 쉽다. 암, 고혈압, 비만과 같은 치명적인 질병의 발생률이 높아지는 것은 말할 필요도 없다. 또 노폐물이 원활하게 배출되지 못해 당뇨병, 고지혈증 등에 걸릴 확률이 높아진다. 그러므로 항상 적당한 체온을 유지하는 것은 건강을 위해 매우 중요한 일이다.

기초체온 36.5℃를 유지하는 생활의 지혜

체온을 유지하기 위해서는 여러 가지 방법이 있다. 목욕이나 족욕은 몸의 온도를 높이는 데 도움이 된다. 단, 따뜻한 물에 몸을 담그고 최소한 10분 이상 있어야 한다. 잠들기 전 38~40℃ 물에서 10분 이상 몸을 담그거나, 40~42℃ 물에 20~30분간 족욕을 해도 같은 효과가 난다. 과욕을 부려 너무 오랫동안 몸을 담그고 있으면 오히려 피로가 누적되므로 목욕이나 족욕도 적당히 하는 것이 좋다. 녹차, 둥굴레차, 메밀차, 우엉차처럼 성질이 차가운 식품은 피하고, 당근, 우엉 같은 뿌리채소나 양파, 생강, 마늘, 부추 같은 향신채소, 후추나 계피 같은 향신료 등 몸을 따뜻하게 하는 음식을 복용하는 것이 좋다.

신체 활동량도 몸의 기초체온을 올리는 중요한 역할을 한다. 활동량이 적은 사람과 많은 사람은 혈액순환에 차이가 난다. 평소 활동량이 적거나 앉아 있는 시간이 많은 사람은 운동이 필수다. 하루 30분간 햇볕을 쬐면서 걷거나 가벼운 운동을 하면 체내 비타민 D 합성, 세로토닌 분비는 물론 신진대사가 원활해져 체온도 오른다.

이보다 더 간단한 방법이 있으니 배를 따뜻하게 하는 것이다. 〈동의보감〉에서는 "뱃속이 늘 따뜻하면 모든 병이 생기지 않으며 혈기가 왕성해진다"고 했다. 오장육부가 따뜻하면 열이 한쪽으로 치우치지 않아 몸이 아프지 않다. 열이 날 때 배를 따뜻하게 해 땀을 내게 하면 열이 내려가는 것은 이런 원리 때문이다.

암은 열에 약하다, 고주파 온열암치료법

우리 몸은 병이 생기면 싸우면서 열을 낸다. 이는 면역세포 활동이 활발하기 때문에 일어나는 현상이다. 암환자는 평균 체온보다 1°C가량 낮아 평균 35.7~8°C 정도를 유지한다. 면역세포가 활동하기 어려운 온도다. 암세포는 정상체온보다 약 1.5°C 낮은 35°C에서 가장 잘 자라지만, 대신 41~42°C 이상이 되면 사멸한다. 이런 암세포의 특징에 주목해 1980년대 미국에서 등장한 것이 온열치료법이다. 당시 등장한 온열치료는 '제4의 치료법'으로

의학계의 뜨거운 주목을 받았었지만, 지금 암환자에게 사용되는 온열치료는 과거의 온열치료와 개념도, 방법도, 효과도 완전히 다르다.

과거 온열치료는 암의 혈관벽이 얇다는 것에 착안했다. 암은 세포 분열이 빠르기 때문에 세포에 영양을 공급하는 혈관도 마구잡이로 뻗어 나가 부실하고 혈관 벽이 얇다. 여기에 적정한 열을 가하면 정상 혈관은 그대로지만, 암세포만 파괴될 것이라는 가정 하에 암세포에만 고열을 쬐게 한 것이 과거의 온열치료법이었다. 그러나 이 방법은 실패했다. 대신 기초체온을 높임으로써 면역 기능을 향상시켜 암세포를 없애고자 하는 것이 지금의 고주파온열치료법이다. 체온이 높아지면 몸의 면역력, 특히 NK세포의 활성도가 높아진다. 따라서 몸 안팎에서 열을 인위적으로 올려 면역세포가 빨리 활성화되도록 하는 것이다. 찜질방 같은 곳에서는 피부 온도만 높아지기 때문에 NK세포 활성에는 영향을 미치지 못한다. 고주파온열치료를 받으면 몸 중심부에서 열이 올라가고 효과도 오래 지속된다.

서양의학의 선구자인 히포크라테스는 "약으로 고칠 수 없는 병은 수술로 치료하라. 수술로도 안 되는 병은 열로 치료하라. 열로도 안 되는 병은 영원히 고칠 수 없다"고 말했다. 체온은 인간의 생명과 건강을 지키는 중요한 요소이며 체온관리가 곧 건강관리다. 심장이 일정한 간격으로 뛰며 더운 피가 흐르도록 하는 것은 몸을 따뜻하게 유지하기 위해서다. 차가운 온도에 노출되지 않고 항상 따뜻하게 몸을 유지하는 것이 건강의 지름길이라는 사실을 기억해야 할 것이다.

04
면역력을 강화시키는
자가면역세포치료법

위와 장이 튼튼해야 병도 없다

먹을 것이 지천으로 널린 세상이다. 그냥 먹을 것이 아니라 맛있는 것이 지천인 세상이다. 그러다 보니 '먹는 것이 낙'인 사람들이 많다. 그러나 무엇을 먹고, 어떻게 먹느냐에 따라 건강과 면역력은 크게 차이가 난다. 특히 몸의 한가운데 위치한 위와 우리 몸의 최대 면역기관인 장의 건강은 전체적인 몸 상태에 영향을 미치는 중요한 곳이다.

몸의 중심, 위의 기능을 먼저 살펴라

중국 금·원 시대의 4대 의학자 중 한 명인 이고^{李杲}가 쓴 〈비위론^{脾胃論}〉을 한마디로 요약하면 '병의 원인은 비위^{脾胃}가 좋지 않아 영양분 섭취 안 되기 때문'이다. 이 말은 반대로 해석하면 '위장의 기능을 강하게 하면 병에 걸리지 않는다'라고 할 수 있다. 계속 이야기하지만, 사람이 살아가는데 섭생은 그 무엇보다 중요하다. '어떤' 음식을 먹느냐 하는 것뿐 아니라 '어떻게' 먹느냐에 따라서 위의 건강이 달라지고, 그에 따라 몸 전체의 건강도 달라지기 때문이다.

편식을 하면 영양 상태가 불량해지고, 제때 먹지 않고 급하게 혹은 많이 먹으면 위의 기능이 떨어져 영양이 제대로 흡수되지 않고, 흡수가 안 되면 면역세포가 제 기능을 못해 병에 걸린다. 쉽게 말해 위장 장애가 있으면 '밑 빠진 독'과 마찬가지고, 이런 상태에서는 아무리 좋은 음식이나 약을 먹어도 소용이 없다. 따라서 병을 치료하기 전 위장 장애부터 먼저 개선해야 기혈이 소모되지 않고 제대로 면역 밸런스를 맞출 수 있어 병을 치료해도 쉽게 낫는다.

위장 기능에 문제를 일으키는 원인은 첫 번째가 음식이다. 먹는 것 자체, 섭생을 잘못하기 때문에 문제가 생기는 것이다. 두 번

째는 스트레스다. 밥을 먹는 도중 누군가 잔소리를 하면 갑자기 체한 것처럼 위가 꽉 막힌다. 이처럼 스트레스나 감정의 변화로도 위는 이상을 일으킨다.

먹는 것이 중요하다 하여 음식으로만 몸의 균형을 맞추려는 사람이 있지만, 먹기만 하고 운동을 하지 않으면 몸의 균형이 깨지면서 문제가 생기기 시작한다. 특히 마흔 이후에는 먹는 것과 생활습관에 특히 주의를 기울여야 한다. 대표적인 것이 식곤증이다. 음식을 먹으면 몸은 음식물을 부수고 섞고 배출하기 위해 위로 피를 보낸다. 많은 양의 에너지가 위로 몰리는 것이다. 이때 위의 기능이 약하면 소화를 위해 더 많은 에너지를 보낸다. 그러다보니 상대적으로 뇌나 팔다리로 가는 혈액량이 부족해져 팔다리가 나른해지고 머리가 무겁고 멍해지면서 졸리다. 만성 위염이나 소화불량 같은 위장 장애를 가지고 있으면 무기력하고 쉽게 피로해지는 것은 이와 같은 이유 때문이다. 이때 나른하다고 해서 먹자마자 눕게 되면 역류성 식도염을 비롯해 위장 기능 장애 등 위에 더 큰 문제가 생기므로 밥을 먹은 직후 자리에 눕는 행동은 크게 경계해야 하는 행동이다.

면역력이 크게 떨어져 있는 암환자들은 피로도가 더욱 크다. 특히 수술을 하거나 항암치료를 한 환자는 몸이 극심한 스트레스를 받은 상태인 데다 몸 전체의 밸런스가 깨져 있기 때문에 위 기능과 면역 밸런스가 좋지 않다. 이런 상태에서 치료를 하면 효과가 없을뿐더러 오히려 몸 상태가 점점 더 나빠지므로 반드시 위장의 기능을 좋게 하는 치료부터 선행해야 한다.

이때 주의해야 할 것도 먹고 난 직후다. 암환자들이 몸이 쇠하다 하여 먹자마자 누우면 당장은 편할지 몰라도 위의 기능은 더욱 떨어지고, 기운이 잘 돌지 못해 몸이 전체적으로 더욱 무거워지는 악순환이 계속된다. 〈동의보감〉에서도 식후에는 반드시 100보를 걸으라고 되어 있는데, 걸으면 소화가 잘될 뿐 아니라 오장육부가 튼튼해지기 때문이다. 따라서 기력이 없다고 해서 먹고 난 뒤 곧바로 눕지 말고, 병원 복도라도 오가며 가볍게 걷는 것이 좋다.

장이 움직여야 면역세포도 움직인다

우리 몸의 면역세포가 70% 몰려 있는 최대 면역기관인 장의 건강도 주의 깊게 살펴야 한다. 장을 잘라서 넓게 펼쳐보면 테니스장 2개를 합친 것만큼 넓은데, 이 장에는 종류만 2~3만 가지가 넘는 미생물이 100조 개 넘게 살고 있으며, 피부보다 200배나 많은 면역세포가 몰려 있다. 장의 건강에 따라 면역력이 크게 좌우되는 이유다.

장의 면역력을 높이기 위해서는 가장 먼저 장이 잘 움직여야 한다. 장이 잘 움직여야 몸에 좋은 영양소는 흡수하고, 장에 있는 유해균과 찌꺼기를 잘 배출할 수 있기 때문이다. 장의 건강을 위해서는 첫째 규칙적인 식사가 필요하다. 음식이 불규칙적으로 들어오면 장의 연동운동도 불규칙해져 변비가 생기고, 속이 더부룩해진다. 변비도 장의 건강을 위협한다. 변비를 오래 놔두면 대장 건강이 악화되면서 몸 전반의 면역력이 떨어진다. 만성 수분 부족은 변비와 숙변을 만드는 원인이므로 물을 자주 마시고, 식이섬유를 충분히 섭취해 장내 유익균을 늘린다. 특히 유산균을 늘리면 T세포와 B세포를 자극해 면역세포의 활동력이 강화된다. 배를 따뜻하게 유지하는 것도 도움이 된다. 혈액순환이 잘되면 소화기능이 촉진되고 장내 세균이 잘 증식해 활성도가 높아지기 때문이다. 그 외 규칙적이고 적절한 운동과 휴식, 정신적인 안정 등도 장 기능과 소화에 도움이 된다.

직접적으로 면역력을 강화시킨다, 자가면역세포치료법

암환자의 NK세포활성도 검사를 해보면 정상보다 25~30% 수준 정도밖에 되지 않는다. 이 때문에 암세포 증식이 면역세포 저항력보다 커져 암이 발병하게 되는 것이다. 만약 면역세포의 힘을 키워준다면 암은 저절로 물러갈 것이다.

자가면역세포치료는 환자의 혈액에서 면역세포를 채취, 배양해 활성화한 후 다시 체내에 투여해 암을 공격하도록 만드는 치료다. 체외에서 면역세포를 배양하는 과정에서 체내에서 수행하던 항암면역 기능을 더욱 강화하고 숫자를 늘린 후 몸에 되돌려 암세포만을 선택적으로 살해할 수 있도록 돕는 것이다. 자신의 면역세포를 사용하기 때문에 면역 거부 반응이나 부작용이 없으며, 미국이나 일본 등에서는 10년 전부터 의료 기술로 인정받아 항암치료에 사용하고 있다.

항암제나 방사선치료가 구토나 설사, 탈모, 빈혈, 출혈 등 극심한 부작용이 따르고, 정상세포까지 죽이는 문제점이 있는 대신 자가 면역세포치료는 환자 자신의 면역세포를 치료제로 사용하기 때문에 고통이나 부작용이 없는 것이 특징이다.

05
환자 삶의 질을 회복시켜주는
마인드 앤 힐링 프로그램

운동이 약이다

면역력이 떨어지면 찾아오는 증상 중 하나가 만성 피로다. 쉬어도 쉰 것 같지 않고, 묵직하고 불쾌한 피로감이 계속 지속된다. 작정하고 쉬어도 오히려 더 기진맥진해지고 피곤하다. 나아질 기미가 전혀 안 보이는 것이 만성 피로다.

10~20%, 운동 강도를 높여라
세포의 노화를 늦추고 젊게 사는 가장 간단한 방법은 운동이다. 걷기, 달리기, 줄넘기, 등산 같은 유산소 운동은 기구가 필요 없고 지방질을 태워 없애는 효과가 있어 사람들이 선호하지만, 면역력을 높이기 위해 필요한 것은 유산소운동보다 근력운동이다. 근육은 곧 면역세포의 활동력과 이어지기 때문이다. 앞서 면역세포는 체온이 높을 때 활성도가 높다고 설명했다. 사람이 기초체온을 유지하기 위해서는 근육이 필요하다. 그런데 사람은 나이가 들면서 서서히 근육량이 줄어든다. 근육이 없어지면서 기초체온이 떨어지고, 그에 따라 면역세포의 활동도 둔해지게 된다.

근력운동은 근육에 경미한 상처가 나면서 일종의 염증이 생기고 회복되면서 단단해지고 커지는 과정이다. 운동을 통해 근력이 향상되면 면역세포가 급격히 활성화된다. 그런데 바쁜 현대인들은 가벼운 스트레칭이나 걷기 정도로 운동을 했다고 생각한다. 스쿼트 10개를 하고 근력이 붙기를 기대하고, 윗몸 일으키기 10개를 하고 뱃살이 빠지지 않는다고 투덜거린다. 물론 안 하는 것보다는 낫지만, 이 정도로는 갑자기 체력이 떨어지는 40대 이후에 도움이 되지 않는다. 방송에서 보여주는 것처럼 옆구리를 몇 번 돌리고, 팔다리를 몇 번 움직이는 것만으로는 면역 밸런스를 맞출 수 없다.

따라서 면역력을 높이기 위해서는 운동 강도를 높일 필요가 있다. 땀도 나지 않고, 편안한 상태에서 끝내는 것이 아니라 힘이 드는 정도로 운동을 해야 한다. 가령 아령 들기를 한다면 '힘들다'라는 정도를 넘어 '이제 더는 못하겠다'에서 한두 개를 더하는 것이다. 물론 '급하게 먹는 밥이 체한다'는 말처럼 처음부터 무리해서 강도 높은 운동을 할 필요는 없다. 처음에는 가볍게 몸을 푸는 정도에서 시작해 체력을 키운 다음부터 10%씩 정도 강도를 높여나간다고 목표를 세우는 것이 좋다. 처음부터 지나치게 밀어붙이다 보면 운동도 질려 버릴 수 있기 때문이다.

운동에 반응하는 NK세포

운동은 NK세포와도 관계가 깊다. 2016년 〈Trends in Molecular Medicine〉에 기고된 '암 차단을 위한 운동 의존성 NK세포 조절' 논문에 따르면 NK세포는 운동에 가장 즉각적인 반응을 보이는 면역세포로 운동을 하는 동안 가장 빠르게 동원되며, 종양의 성장이 억제된다. 또 운동을 하면 몸 중심의 체온이 상승하게 되는데, 운동으로 증가한 면역세포는 발열 반응에 의해 종양 내로 침투해 종양 성장을 지연시킨다. 이 말은 곧 암환자에게도 운동은 필요하다는 뜻이다. 움직일 기운이 없는 환자라고 해서 계속 누워만 있으면 그 자체가 독이 된다. 아무리 튼튼한 근육을 자랑하던 사람도 사용하지 않으면 퇴화한다. 사고를 당해 한 달 동안 한쪽 다리에 깁스를 하고 난 후 풀면 이전과 달리 완전히 힘이 떨어진 것을 알 수 있다. 힘뿐만 아니라 근육 자체도 쪼그라든 것이 육안으로 보인다. 양쪽 다리를 비교해 보면 금세 알 수 있다. 환자도 계속 누워서 쉬면 결국은 근육이 위축되는 데다 심장은 물론 폐 등 기능까지 약화되면서 일상생활에 필요한 지구력과 근력이 턱없이 부족해지며 면역력도 계속 저하된다. 그러므로 '나는 환자니까 운동 같은 건 필요 없어'라는 생각 대신 '운동이야말로 부작용이 없는 가장 좋은 약'이라는 마음가짐으로 몸을 규칙적으로 움직여야 한다.

NK세포는 운동을 하는 동안 30분까지 제일 많이 동원되고, 3시간이 넘어가면 점차 줄어든다. 따라서 면역력을 높이기 위해서는 최소한 30분은 운동을 하는 것이 좋다. 앞선 논문에 따르면 70대 노인의 경우에도 계단을 오르는 것만으로도 평소보다 6배 더 많은 NK세포가 출현한다고 한다. 암환자의 경우는 격한 운동이 어렵기 때문에 5~10분 정도 짧은 시간을 내서 중간 정도의 운동을, 최소한 격일로 하면 병에서 오는 피로를 충분히 감소시킬 수 있을 뿐만 아니라 면역력을 높이는 방편이 된다.

환자에게 필요한 것은 병을 이겨낼 수 있는 체력과 근력이다. 체력과 근력이 뒷받침되면 병을 이겨내는 데 훨씬 덜 고통스러우며, 운동을 하는 환자는 운동을 하지 않는 환자보다 신체적으로나 정신적으로도 더 건강하다. 운동을 하지 않다가 시작하면 처음에는 피곤하다고 느껴질 수도 있다. 하지만 그만두지 않고 조금씩 운동량을 늘려가다 보면 일상생활에서 느끼는 피로감이 덜하고, 체력도 좋아졌다는 것을 느끼게 될 것이다.

아침 운동이 좋으냐, 저녁 운동이 좋으냐 하는 것은 소모적인 논란일 뿐이다. 운동을 하는데 가장 좋은 시간은 바로 '지금'이다. 24시간 중 아침은 하루의 일부이지만, 생각이 날 때 하면 24시간을 모두 활용할 수 있다. 특정한 시간을 내려고 하기보다 움직일 수 있을 때 운동하는 것이 가장 바람직하다.

웃음치료와 텃밭 가꾸기

병원에 한 번이라도 입원해본 사람은 알겠지만, 일상이 지루하기 짝이 없다. 게다가 아프기까지 한 사람에게는 하루 24시간이 일주일처럼 느껴지기도 한다. 일상이 무료하고, 몸이 아프기 때문에 실내에서만 생활하는 환자들은 불안 증세와 우울증, 무기력증을 함께 겪는다. 그렇기 때문에 환자들에게는 활동할 수 있는 '거리'를 끊임없이 제시해야 한다.

특히 환자에게 필요한 것은 환자와 가장 어울리지 않을 것 같은 웃음이다. 오랜 병에 장사가 없다고, 병이 지속되면 환자 본인은 물론 가족들도 웃음을 잃게 된다. 그럴수록 더욱 필요한 것이 웃음이다. 웃다 보면 근심을 잊게 되고, 스트레스 해소에도 도움이 되며, 부정적인 사고방식이 사라지고 긍정적으로 사고할 수 있게 된다. 웃음이 곧 마음의 영양분인 것이다.

오랫동안 굶으면 영양실조로 쓰러지는 것처럼 오랫동안 웃지 않으면 웃는 법조차 잊어버리고, 마음도 점차 굳어진다. 그래서 환자들에게 시도되는 것이 웃음치료다. 웃고 싶지 않아도 소리를 내어 "하하하" 하고 웃으면 뇌는 정말로 웃는 것으로 착각해 엔도르핀을 만들어낸다. 또 웃음으로써 폐 속에 남아 있는 잔류 공기가 감소하고, 소화가 촉진되며, 혈압이 안정된다. 그뿐만이 아니다. 웃음으로 혈액 내 산소가 증가하고, 피부 온도도 상승한다. 그 외에도 정서적으로도 도움이 되고 신체적 고통이나 스트레스 등이 줄어든다. 웃으면 웃을수록 몸속 NK세포가 늘어나고 당연히 면역세포 활동도 급격히 활발해진다.

웃음치료와 더불어 우리 병원에서 하고 있는 텃밭 가꾸기는 환자들에게 큰 호응을 얻고 있다. 상추, 고추, 가지, 토마토 등 씨만

뿌리면 쉽게 자라는 것을 기르는데, 자연에서 좋은 공기를 마시며 몸을 움직이면 가벼운 운동도 될 뿐 아니라 씨를 뿌리고 수확을 하는 과정에서 얻는 충만감이 다른 어느 치료보다 크다. 이렇게 수확한 채소를 환자들과 나눠 먹으며 자신이 어딘가에 도움이 되었다는 사실에 커다란 위안을 받기도 한다.

환자들에게 필요한 것은 휴식뿐만이 아니라 운동도 있다. 기력이 없더라도 기운을 차려서 조금씩 몸을 움직여야 한다. 몸을 조금이라도 움직이고 햇볕을 쬐어야 암치료에 따른 부작용도 완화시키고 피로를 줄일 수 있다.

06
몸을 해독하고 산소를 공급하는 물,
푸레도기

물만 마셔도 해독이 된다

몸속에 산소를 공급하는 방법 중 하나는 산소가 풍부한 물을 마시는 것이다. 예부터 물은 만물의 근원으로 보았다. 물은 모든 것을 수렴하며, 씨앗을 품고 있는 생명으로 사람의 몸도 70% 이상이 물로 되어 있다. 그렇기 때문에 물이 부족해 수분대사가 제대로 이루어지지 않으면 몸에 곧바로 이상이 생긴다. 현대인들도 물의 중요성에 대해 어렴풋하게나마 인식하고 있으나 워낙 물이 흔하다 보니 그 중요성에 대해 간과하고 있는 것이 사실이다.

〈동의보감〉에서는 밥을 지을 때 쓰는 물과 약을 달일 때 써야 하는 물, 치료가 되는 물 등 33가지 물의 종류에 대해 자세하게 설명할 만큼 물의 중요성에 대해 강조하고 있다. 〈동의보감〉에 의하면 땅속 깊은 물줄기에서 나오는 시원하고 맑은 물이 가장 좋은 물이라고 했으며, 짠맛이 있거나 탁한 물은 마시지 말라고 되어 있다.

가끔씩 건강 비법이라고 하여 공복에 차가운 물을 마시라고 권하는 사람이 있다. 이는 곧 병에 걸리라는 말과 같다. '복무열통 두무냉통服務熱痛 頭無冷痛, 배는 더워서 아픈 법이 없고 머리는 차서 아픈 법이 없다'는 말처럼 배는 항상 따뜻해야 면역력이 좋아져 병이 생기지 않는다. 반대로 머리는 차가워야 집중력이 높아진다. 물은 아침이든 저녁이든 차갑게 마시지 말고, 미지근하게 마시는 것이 좋다. 냉장고에 넣어두었던 물도 컵에 따르고 난 후 차가운 기운이 어느 정도 가시고 난 후에 마시도록 한다.

물을 하루에 8잔 이상 마셔야 한다, 2l 이상 마셔야 한다는 등 논쟁이 끊이지 않지만, 물은 갈증을 느낄 때만 마시면 된다. 물 외에도 커피나 음료수, 국 등으로 섭취하는 수분이 많기 때문이다. 물을 마셔야 한다는 강박관념 때문에 스트레스를 받는 것이 물을 많이 마시는 것보다 훨씬 더 몸에 해롭다.

갈증을 느낄 때는 따뜻한 물을 입안에 머금고 있으면 좋다. 구강 내 모세혈관이 따뜻해지면서 혈액순환이 잘되고, 수분이 흡수되어 갈증이 빨리 사라지기 때문이다. 갈증은 입에서만 느끼고, 목 아래로는 갈증을 느끼지 않는데, 이때 냉수를 마시면 뱃속이 냉해지면서 열이 위로 올라와 갈증이 더 심해진다.

우리 병원에서만 사용하는 푸레도기는 일종의 산소를 품은 정수기다. '푸르스름하다'라는 순우리말 뜻을 가진 옹기인 푸레도기의 역사는 삼국시대 이전으로 거슬러 올라간다. '숨 쉬는 그릇'으로 알려진 옹기는 흙에 들어 있는 수많은 모래 알갱이가 그릇 벽에 미세한 공기구멍을 만들어 안과 밖으로 공기가 통하게 해 음식물을 잘 익게 하고 오랫동안 식품을 보존하게 해줘 예부터 된장, 간장, 김치, 젓갈 같은 발효 음식의 저장 그릇으로 많이 사용되었다. 푸레도기는 조선 시대에 와서 천일염을 사용해 단단하고 윤이 나는 그릇으로 왕실에서도 사용한 옹기다.

이 푸레도기에 물을 담아 두면 별다른 산소 공급 장치가 없어

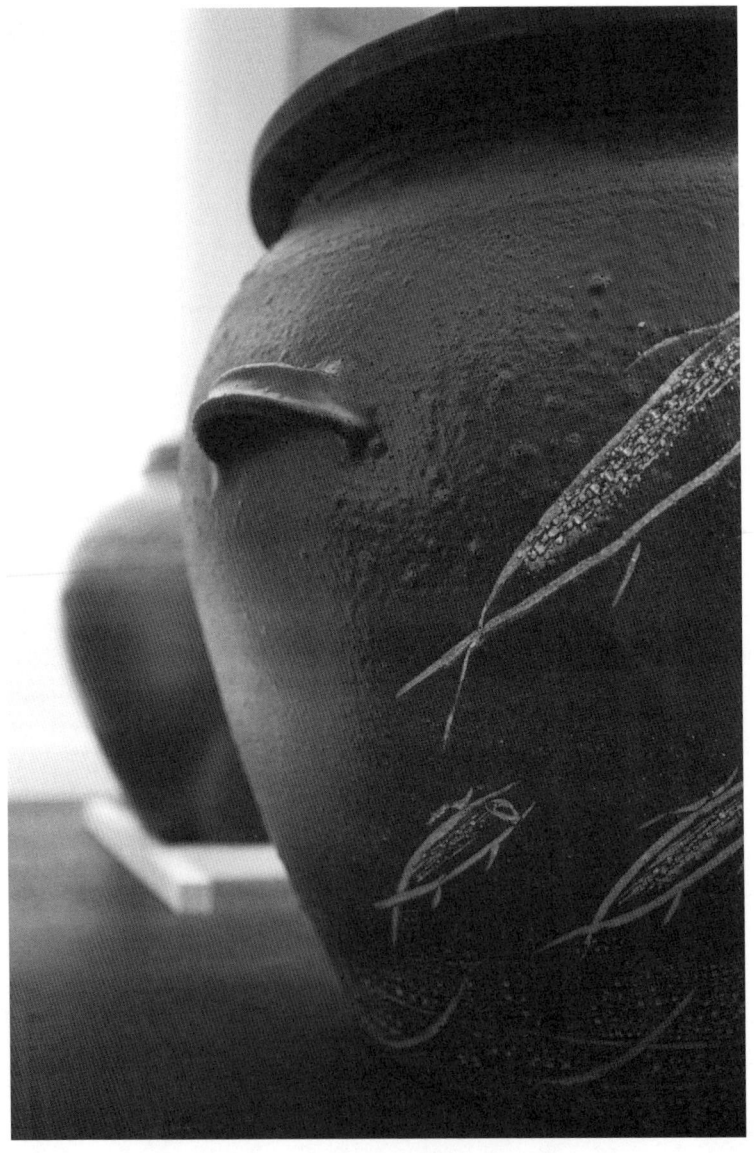

푸레도기

도 금붕어를 키울 수 있는데, 이는 물이 산소를 품고 있기 때문이다. 푸레도기에 수돗물을 담아두면 이물질은 나가는 대신 산소를 받아들여 산소가 풍부해지고 물이 알칼리성으로 변한다. 이 물을 마시면 산소를 공급함과 동시에 활성산소를 없앨 수 있고, 일반 물과 달리 이뇨작용이 좋다. 이런 기능을 인정받아 푸레도기는 지난 2018년 1월 미국 보건후생성DHHS의 산하기관인 미국 식품의약처 FDA에서 의료기기로 승인을 받아 등록되었다.

이러쿵저러쿵 이야기를 해도 물을 마시는 것보다 더 좋은 해독 방법은 없다. 물은 몸속의 노폐물을 밖으로 내보내는데 가장 좋은 역할을 한다. 언제, 어떤 물을, 얼마나 이런 것을 따지기보다 가장 좋은 것은 물의 좋은 성분을 받아들이겠다는 마음으로 마시는 것이다.

"행복한 일을 생각하면 행복해진다. 비참한 일을 생각하면 비참해진다. 실패에 대해 생각하면 반드시 실패한다. 자신을 불쌍히 여기고 헤매면 배척당하고 만다"는 데일 카네기의 말처럼 좋은 생각을 가지고 먹으면 좋은 효과가 나타난다.

5장

- 해독으로 면역력의 토대를 다져라
- 육미(六味)를 즐기면 건강이 되돌아온다
- 위는 비어 있고 싶어 한다
- 중년 이후 면역력은 근력에 달려 있다
- 자연과 가까울수록 인간은 건강하다

의사가 말하는
평생 '암'과 멀어지는 방법

인간은 점차 흙에서, 숲에서 멀어지면서 면역력은 떨어지고,
병들고 아프기 시작했다.
젊게, 아프지 않고 건강하게, 오래 살고 싶다면
현대의 편리성보다는 불편하더라도 자연이 베푸는 생명의 기운을
받아들이고자 하는 마음가짐이 필요하다.
이런 마음가짐에서 암은 물론 크고 작은 질병이 물러갈 것이다.

해독으로
면역력의 토대를 다져라

현대인, 특히 도시인의 삶은 자연에서 아주 멀리 떨어져 있다. 생활의 대부분이 인공적이고, 인위적이다. 제철 식재료 대신 편리하게 먹을 수 있는 인스턴트와 가공식품을 찾고, 정성 들여 요리해야 할 시간을 줄이기 위해 재료의 조직을 모두 변형시켜버리는 전자레인지의 버튼을 아무렇지도 않게 누른다. 걸어 다녀야 할 두 다리는 차에 의지하고, 햇빛을 바라보아야 하는 눈은 선글라스로 가리기 바쁘다. 흙과 나무와 가까이 살아야 함에도 불구하고 사람들은 자진해서 시멘트로 둘러싸인 아파트에 몸을 맡기고, 해가 지면 잠자리에 드는 대신 TV와 스마트폰이 제공하는 쾌락에 열정을 쏟으며 시간이 가는 줄을 모른다. 자연에서 멀어진 사람들의 생활은 편리한지는 모르겠지만, 몸속에는 현대의 각종 문명이 쏟아내는 독소와 그로 인해 만들어지는 노폐물이 차곡차곡 쌓여가고 있다.

스스로 독소를 만들어내는 현대인들

자외선을 쬐면 멜라닌 색소가 형성되어 피부 표면을 덮는다. 자외선으로부터 세포를 보호하기 위한 몸의 자연스러운 반응 현상이다. 그런데 우리는 봄여름가을겨울 할 것 없이 자외선차단제로 피부를 덮어버린다. 자외선차단제를 비롯한 화장품에는 대부분 계면활성제가 들어간다. 계면활성제는 석유에서 뽑아낸 성분으로 절대 섞일 수 없는 물과 기름이라는 두 가지 성분을 억지로 섞는 화학물질이다. 당연히 인체에 좋을 리가 없다. 그런데 이런 화장품을 거리낌 없이 얼굴은 물론 몸에 발라 피부의 모공을 막아버린다.

달걀을 젓가락으로 한쪽만 구멍을 내서 구멍이 난 쪽을 아래로 향하게 하면 절대 안에 있는 내용물이 쏟아지지 않는다. 위쪽도 깨서 양쪽 모두 구멍을 내야 안의 내용물을 뺄 수 있다. 사람의 몸도 마찬가지다. 위아래가 뚫려 있어야 통하는 법인데, 피부를 화장품으로 막아 버리니 변비에 걸리게 된다. 변비가 좋지 못한 이유는 배출되어야 할 노폐물과 독소를 몸속에 계속 가지고 있기 때문이다. 그 때문에 변비가 있으면 장에서 독이 올라와 피부 트러블이 생기는 것이다.

선글라스를 쓰는 것도 자연의 생리를 거스르는 현상이다. 모든 것은 눈으로 먼저 인식한다. 그런데 선글라스를 끼면 신체가 낮을 밤으로 인식해 야외에 있어도 신체에 꼭 필요한 비타민 D를 합성하지 못한다(비타민 D는 암세포에 독성이 있어 암의 위험을 줄여준다[1]). 휴대폰 화면에서 흘러나오는 빛으로 인해 수면이 방해를 받는 것처럼 뇌가 현상을 제대로 인지하지 못하고 착각하는 것이다.

이 외에도 현대인의 생활은 하루하루가 독소를 몸속에 쌓아가는 연장선상에 있다고 해도 과언이 아니다. 땅과 바다는 다이옥신과 각종 중금속에 오염되어 있고, 가만히 둬도 잘 자랄 수 있는 동물에게 억지로 항생제와 성장호르몬을 투여해 사육한다. 사람은 그 오염된 땅과 바다에서 난 음식을, 거기에다 또 한 번의 가공을 더한 음식을 먹는다. 그리고 심각한 미세먼지와 공해로 가득한 공기 속에서 숨 쉬며 각종 독소를 몸속에 받아들이고 있다. 아

---

[1] 〈파워푸드 슈퍼푸드〉, 박명윤·이건순·박선주 지음, 푸른행복

무리 해독이 뛰어난 인간의 몸이라고 해도 이런 식이라면 모든 것을 걸러낼 수 없다. 언젠가는 과부하가 걸리고 만다. 이미 몸의 기능이 허약해질 대로 허약해진 환자라면 말할 것도 없다. 게다가 각종 노폐물과 독소가 쌓인 몸 상태로는 치료를 해도 효과가 크지 않다.

이러한 이유로 각종 '디톡스' 요법과 해독 주스, 해독 음식 등이 사람들의 관심을 받고 있지만, 이보다 먼저 시도되어야 할 것은 생활 속 독소를 피하는 것이다. 가능한 한 가공식품이나 인스턴트 식품은 피하고, 깨끗한 물을 마시며, 일상생활에서 사용하는 화장품이나 샴푸, 치약 등도 화학물질이 없는 천연성분의 제품을 사용한다. 그리고 주거 환경도 가능하면 친환경 소재를 사용하고, 몸에 독소가 될 만한 것은 모두 치우는 것이 좋다. 이처럼 일상생활에서 독소와 멀어지는 행동이 먼저 앞서야 해독의 효과도 더 크게 느낄 수 있다.

하루에 한 잔, 해독을 위한 레몬수

물만 마셔도 해독이 되긴 하지만, 해독을 좀 더 빨리, 완벽하게 하길 원한다면 하루에 한 잔 레몬수*를 마시는 것도 좋다. 레몬을 권하는 이유는 여러 가지 좋은 효과가 있기 때문이다.

첫째, 레몬에는 산화방지제, 비타민, 미네랄이 풍부하게 함유되어 있어 노폐물을 배출시키는 효과가 있다. 특히 이뇨 작용을 해 해독 효과가 뛰어나고 질병 예방에도 좋다. 둘째, 레몬에 함유된 산화방지제가 혈액을 정화해 노폐물과 독성 배출을 돕는다. 또 혈액순환과 관련된 질병을 치료하는 데 효과적이다. 셋째, 감기나 독감으로 열이 날 때 뜨거운 물에 레몬을 띄워 마시면 저항력을 키우고 체온을 낮춰준다. 넷째, 레몬은 고혈압에 좋다. 레몬에 함유된 칼륨이 고혈압을 조절하는 데 도움을 준다. 다섯째, 레몬에는 항염 효과가 있어 목 염증을 치료한다. 뜨거운 물에 레몬즙을 넣어 차로 마시거나 즙으로 가글을 하면 효과적이다. 여섯째, 레몬에는 비타민 C가 풍부해 천식이나 기관지염 같은 질환에 효과적이다. 일곱째, 레몬에 포함된 비타민 C와 산화방지제는 노화를 예방하는 효능이 있다. 여덟째, 레몬은 pH지수를 조절해 위장을 보호하고 소화 기능을 향상시켜 변비, 소화불량, 위산 과다 등 소화기 관련한 질환에 좋다. 아홉째, 레몬은 지방을 태우고 독소를 배출시켜 다이어트에도 효과적이다. 또 공복에 레몬을 띄워 마시면 포만감을 준다. 열째, 치아를 희게 하고 싶을 때나 입 냄새가 날 때 레몬으로 치아를 관리할 수도 있다. 레몬은 치통을 완화시키는 데도 효과적이어서 통증이 있는 부위에 레몬을 대면 통증이 가라앉는다. 열한 번째, 레몬을 꾸준히 먹으면 건강하고 환한 피부를 가질 수 있다. 열두 번째, 레몬은 머리카락과 두피 보호에도 좋다. 레몬즙으로 두피를 마사지하면 두피가 깨끗해지고 비듬이 생기는 것을 막아주며, 머릿결을 좋게 하고 윤기 나게 한다.[2]

우리 병원에서는 환자들에게 아침마다 레몬수를 한 잔씩 준다. 사람들은 신맛 때문에 레몬이 산성인 줄 착각하지만, 맛과 달리 레몬은 알칼리성이다. 환자들은 몸이 산성으로 변해 있는 상태기 때문에 이를 중화해줄 레몬이 좋다. 레몬에는 껍질에 비타민, 섬유질, 마그네슘이 많아 껍질째 갈아서 레몬수를 만드는 것이 좋다. 레몬을 고를 때는 껍질이 단단하고 끝이 뾰족하지 않은 것이 좋고, 따뜻한 물에 잠깐 담가둬 표면에 남아 있는 먼지와 불순물 등을 제거한 후 베이킹소다와 굵은소금, 식초 등을 이용해 깨끗하게 문질러 씻어 사용하면 된다.

---

2 한국정책방송원 KTV, '레몬이 갖고 있는 뛰어난 효능 12가지'(2017.9.13)

육미(六味)를 즐기면
건강이 되돌아온다

세상에는 짠맛, 단맛, 쓴맛, 신맛, 매운맛, 떫은맛 등 기본적인 여섯 가지의 맛이 있다. 어릴 때는 단맛을 추종하고, 인생을 겪으면서 쓴맛을 알아간다고 한다. 세상에 육미六味가 있는 것은 오장육부의 건강을 지키는데 이 여섯 가지의 맛이 모두 필요하기 때문이다. 한의학에서는 육미가 인체의 오장육부의 기운과 같고, 각기 영향을 미친다고 여겼다. 짠맛은 신장과 방광을, 단맛은 위, 쓴맛은 심장, 신맛은 간, 매운맛은 폐, 떫은맛과 담백한 맛은 자율신경과 면역력을 담당한다.

오장육부의 건강을 지키는 여섯 가지 맛

인간의 몸에는 에너지원으로 사용하는 포도당(단맛)도 필요하고, 신진대사를 돕는 소금(짠맛)도 필요하다. 나트륨(짠맛)을 많이 먹으면 고혈압에 걸리고 노화가 촉진된다고 하지만, 지나치게 소금이 부족하면 염화나트륨 농도가 떨어져 신진대사에 문제가 생기고, 체내 노폐물이 축적되어 오히려 건강에 문제가 생긴다. 이처럼 여섯 가지 맛은 모두 몸에 반드시 필요하다.

신장과 방광, 골수, 뼈를 주관하는 짠맛이 부족하면 신장, 방광, 종아리, 발바닥, 치아 등에 질병이 생기고, 과하면 심장과 순환기의 질병을 유발할 수 있다. 소화기를 관장하는 맛으로 단맛이 부족하면 비, 위장과 관련된 질병이 잘 생긴다. 음식이 너무 짤 때는 설탕을 약간 넣으면 짠맛이 사라지는데, 이는 단맛이 짠맛을 중화시키기 때문이다. 단맛을 지나치게 많이 섭취하면 신장, 방광, 골수 등 짠맛이 부족해지면 생기는 병에 들 수 있다.

심혈관계와 관계있는 쓴맛이 부족하면 심장이나 순환기, 소장 등에 병이 들기 쉽다. 쓴맛은 매운맛을 중화시키는데 지나치게 쓴맛만 찾으면 매운맛이 부족해서 생기는 호흡기 질환이나 피부 질환이 생길 수 있다. 간 기능을 좋게 하는 신맛은 부족하면 간과 담장과 관련된 질병이, 과하면 위장병이 생길 수 있다. 신맛을 많이 먹으면 속이 쓰린 이유다. 호흡기를 다스리는 매운맛은 폐와 호흡기, 대장, 피부 등과 관계있다. 매운맛이 부족하면 호흡기 질환이나 대장과 관련된 질환, 어깨 등의 통증을 유발할 수 있고, 과하면 신맛이 부족할 때 생기는 간, 담낭, 관절 주변의 병이 생긴다. 면역력을 높이는 떫은맛과 담백한 맛은 특별한 부작용이 없다. 떫은맛은 어차피 많이 섭취할 수 있는 맛이 아니고, 담백한 맛도 특별히 자극을 주지 않아 부담을 가지지 않고 먹어도 된다.

이렇듯 세상에서 여섯 가지 맛은 우리 몸에 꼭 필요한 맛이기 때문에 어느 것 하나라 중요하지 않은 것이 없고, 이 중 하나라도 빠지면 우리 몸에는 반드시 이상이 나타난다.

특정한 맛의 중독을 경계해야

미각 본연의 임무는 내 몸에 필요한 맛을 느껴 건강을 유지하게끔 돕는 것이다. 그런데 현대인들은 이런 사실을 망각하고 짠맛 혹은 단맛, 매운맛 등 맛에 대해 심하게 편식한다. 맛에 대한 편식이 심해지면 면역 밸런스가 깨진다.

외식이 많은 사람들은 특히 짠맛을 많이 먹게 되는데, 음식이

짜지 않고 담백하면 순간적으로 맛있다는 생각이 들지 않기 때문이다. 나트륨은 물을 끌어당기는 성질이 있어 과다 섭취하면 혈액량이 증가해 혈압이 상승한다. 몸에 쌓인 염분은 삼투압 현상으로 수분을 배출하는 것이 아니라 수분을 몸속에 가둬 버려 수분 흐름이 원활하지 않고, 신진대사가 저하되어 열량 소비 또한 낮아지게 된다.

짠맛보다 더 문제가 되는 것은 단맛이다. 나라마다 짠맛, 신맛, 매운맛, 쓴맛 등에 대한 호불호가 갈리기도 하지만, 단맛을 외면하는 경우는 거의 없다. 피곤할 때 단맛을 섭취하면 피로가 풀리면서 일시적으로 힘이 나고, 우울할 때 단맛을 먹으면 기분이 좋아진다. 사람은 포도당을 기본 에너지로 하기 때문에 생존을 위해 본능적으로 단맛에 끌리는 경향이 분명 있다. 문제가 되는 것은 단맛이 아니라 설탕이다. 설탕은 제조 과정에서 미네랄이나 비타민, 다른 영양소는 거의 손실되고 별도의 소화 과정을 거치지 않고 바로 흡수되기 때문에 과잉 섭취하면 비만과 같은 생활습관병, 모든 병의 근원인 만성 염증을 불러온다.

단 음식을 먹으면 뇌에서 도파민이 분비되는데, 이는 마약에 중독되었을 때 반응하는 영역과 같다. 따라서 단맛을 끊으면 정서적으로 불안해지는 등 금단 증상을 겪게 된다. 직장인들이 자주 마시는 소위 말하는 '다방 커피'인 인스턴트커피도 카페인 중독이 아니라 설탕 중독일 확률이 더 높다. 그러므로 단맛이 당길 때는 설탕이 들어간 음식 대신 과일이나 자연식품에서 찾는 것이 가장 좋다.

맛의 중독에 짠맛, 단맛만 있는 것은 아니다. 매운맛이나 쓴맛을 즐기는 사람도 있다. 쓴맛을 좋아하는 사람은 심장 기능이 항진되기 쉬운 체질로 적당히 쓴맛을 섭취하면 심장의 열이 내려가 편안하기 때문이다. 그러나 이런 쓴맛도 과하게, 혹은 오래 섭취하면 위가 냉해져 식욕이 사라지고 설사를 할 수 있다.

〈동의보감〉을 보면 "신맛을 좋아하면 힘줄이 상하고, 쓴맛을 좋아하면 뼈를 상하며, 단맛을 좋아하면 몸에 이롭지 않으며, 매운 것을 많이 먹으면 정기가 소모되고, 짠 것을 많이 먹으면 수명을 단축한다. 그렇다고 해서 한 가지만 치우쳐 먹지 말 것이다"라는 구절이 나온다.

맛은 습관이다. 외국인이 우리나라 김치만 먹어도 매워하는 것은 평소 입맛에 익숙하지 않기 때문이다. 평소 짠맛, 매운맛을 즐기던 사람도 외국에 나가 1년간 짠맛, 매운맛을 접하지 못하면 어느 순간 짜거나 매운 것을 잘 먹지 못하게 된다. 평소 자신이 어떤

맛을 많이 먹는지 수시로 체크하기란 번거롭다. 가장 좋은 것은 자연의 맛을 즐기는 것이다. 그리고 물을 자주 마셔 미각이 특정한 맛에 길들여지지 않도록 중화를 시키도록 한다.

결국 편식하지 말고 여섯 가지 맛을 골고루, 부족하지도 과하지도 않게 먹어야 건강하고 면역력도 강해진다. 육미를 찾아 그 맛을 제대로 음미해야 한다. 나이가 들면 미각세포가 점차 줄어들어 맛을 제대로 느낄 수 없기 때문에 평소 몸을 관리하듯, 지나치게 자극적인 맛을 줄여 미각 건강도 관리하는 것도 필요하다.

위는
비어 있고 싶어 한다

조선 시대 왕 27명의 평균 수명은 46.1세다.[3] 지금의 기대수명에 비하면 짧은 것 같지만, 산업화가 막 시작되던 1800년대 서유럽 시민들의 평균 수명이 35세 안팎이었던 것에 비하면 10년 이상 장수한 셈이다. 이처럼 왕들이 장수한 것은 의식주가 궁핍하지 않고, 의료 혜택도 많이 받았기 때문일 것이다. 그런데 일반 서민에 비해 수명이 길었던 왕 중에서도 더 장수했던 왕이 있으니 바로 영조(82세), 태조(72세) 두 명이다. 이 두 명의 왕은 조선 시대의 27명의 왕의 평균 수명보다 2배나 더 오래 살았다. 고종(66세), 광해군

---

3 인구보건복지협회, '2013년 세계인구 현황 보고서'(2013. 10. 30)

(66세), 정종(62세)도 다른 왕에 비해 오래 살았으나 회갑을 치르지는 못했다. 영조와 태조의 공통점을 보면 한 가지가 있다. 바로 소식 小食이다.

채식주의자 영조 vs. 육식주의자 세종

〈조선왕조실록〉에서 '영조실록'의 영조 26년(1750년) 기록을 보면 다음과 같은 구절이 있다.

"내가 일생토록 얇은 옷과 거친 음식을 먹기 때문에 자전께서는 늘 염려를 하셨고, 영빈暎嬪⁴도 매양 경계하기를, '스스로 먹는 것이 너무 박하니 늙으면 반드시 병이 생길 것이라'고 하였지만, 나는 지금도 병이 없으니 옷과 먹는 것이 후하지 않았던 보람이다."

영조는 다른 왕들이 5번 수라를 받던 것을 3번으로 줄이고, 평생 소식한 것으로 유명하다. 아침은 우유로 만든 미음인 타락죽을 먹고, 다른 식사는 현미나 잡곡 등을 먹거나 물에 보리밥을 말아 먹은 것이 다였다.

숙종과 무수리 출신의 어머니(숙빈 최씨) 사이에서 출생한 영조는 정통 왕세자 교육을 받지 못하고, 20대에는 궁궐이 아닌 사가에서

---

4   영조 후궁이자 사도세자 생모

생활하며 백성들 사이에서 살았다. 이러한 삶의 경험이 영조의 소박한 식단에 영향을 미친 것으로 학자들은 분석하고 있다. 소식을 즐겨한 식생활 덕분인지 영조는 조선 시대 왕들의 평균 수명인 46.1세보다 2배나 더 긴 83세까지 장수했다.

영조와 달리 궁에서 크고 자랐던 세종은 화려한 궁중 요리를 즐기며 기름진 육식을 즐겼던 것으로 알려져 있다. '세종실록'의 세종 4년의 기록을 보면 성산 부원군 이직 등이 세종의 건강을 염려하여 올린 글이 나온다.

"졸곡卒哭[5] 뒤에도 오히려 소선素膳[6]을 하시어 성체聖體가 파리하고 검게 되어, 여러 신하들이 바라보고 놀랍게 생각하지 않는 사람이 없으며, 또 전하께서 평일에 육식이 아니면 수라를 드시지 못하시는 터인데, 이제 소선한 지도 이미 오래되어 병환이 나실까 염려됩니다."

이 대목을 보면 평소 세종이 육식을 즐겼음을 알 수 있는데, 역사상 최고의 업적을 쌓았음에도 20대 후반부터 각종 병을 달고 살았던 세종의 질병은 육식과 기름진 음식을 즐겼던 식습관에서 비롯되었을 수도 있다는 추측을 할 수 있다.

5　상을 당한 지 석 달 만에 지내는 제사
6　고기나 생선이 들어 있지 않은 반찬

1일 총칼로리 양을 제한해야 한다

미국의 유명한 병원인 메이요 클리닉의 요나스 게다 박사팀의 연구 결과에 따르면 하루 2,145kcal 이상 칼로리를 섭취하면 초기 치매 발생률이 2배 높아진다고 한다. 특히 나이가 들어 과식하면 정상인보다 기억력이 더 떨어진다고 한다.

과식은 여러모로 좋지 않다. 과식하면 위에서 소화를 전부 하지 못한 채 장으로 남은 음식물이 넘어가고, 장에는 소화효소가 없어 음식이 썩으면서 노폐물과 독소가 만들어져 건강에 영향을 끼치게 된다. 과식했을 때를 떠올려 보면 금세 알 수 있다. 속이 더부룩하고, 노곤하고, 머리가 멍해진다. 배가 지나치게 고파도 속이 쓰리지만, 위는 어느 정도 비어 있을 때 속이 편안하고 집중력도 높아진다. 시험을 앞두고 식사를 하지 않거나 간단하게 끝내고 마는 것도 이런 이유에서다.

동물은 배가 고플 때만 사냥하고, 배가 고파야 움직인다. 그런데 사람은 배가 고프지도 않은데 먹고, 배가 불러도 먹는다. 지구상에 토하면서 먹는 동물은 사람밖에 없다. 본래는 식사 시간에 배가 고파야 하지만, 현대인들 중에는 배고픔을 느끼지 못하는 사람이 많다. 손만 뻗으면 먹을 것이 있기 때문이다. 그러나 정해진 시간에 배가 고픔을 느끼는, 소위 말하는 '배꼽시계'가 울리지 않고 습관처럼 밥을 먹는 사람은 스스로 자신의 몸을 망치고 있는 것과 같다.

자신에게 맞는 방식이라면 하루 한 끼든, 두 끼든, 세 끼든 크게 문제가 되지 않지만, 중요한 것은 규칙적으로 먹어야 한다는 것이다. 아침을 먹지 않는 습관으로 인해 병이 왔다면 현재의 습관을 바꿀 필요가 있지만, 하루 두 끼만 먹고서도 건강하다면 굳이 현재의 식습관을 바꿀 필요는 없다. 그리고 끼니 중간에 다른 것을 먹지 않아야 건강을 유지할 수 있다. 그렇다면 소식의 기준은 어디에 두어야 할까? 간단하게 이야기해서 '딱 한 숟가락만 더 먹으면 배가 부를 것 같을 때 멈추는 것'을 소식으로 보면 된다. 여기서 한 숟가락을 더 먹으면 과식이 된다.

'조반석죽朝飯夕粥'이라는 말이 있다. 아침은 잘 먹고 저녁은 죽처럼 가벼운 음식을 먹어 몸에 부담을 주지 말라는 의미다. 실제 아침에 먹은 밥은 머리(뇌)로 가고, 저녁에 먹은 밥은 살로 간다. 저녁만큼은 소식하고 일찍 끝내는 것이 건강에 이롭다.

최소 8시간 공복 상태를 유지하고 거짓 배고픔을 멀리해야 한다

칼로리를 제한하는 것과 더불어 꼭꼭 씹어 먹는 것도 중요하다. 사람에게 이가 있는 데는 이유가 있다. 아무리 좋은 음식이라도 오래 씹어 먹어야 위에 부담을 덜고 소화가 잘돼 영양소가 몸에도 골고루 흡수된다. 10분도 채 지나지 않았는데 식사가 끝난다면 면역력이 떨어진 상태일 확률이 높다.

앞서도 이야기했지만, 면역력을 높이기 위해서는 균형 잡힌 식사가 무엇보다 중요하다. 그중에서도 현미는 백미보다 식이섬유 함유량이 6배가 많아 장에 좋다. 장 건강은 면역력과도 연결되므로 흰 쌀밥보다는 현미를 즐기는 것이 좋다. 그 외 살균이나 항암 효과가 있는 된장이나 김치, 청국장, 비타민이나 철분, 셀레늄이 풍부한 등 푸른 생선이나 녹황색 채소, 버섯류도 대표적인 면역력 증강 식품이다.

사람은 몸속 독소를 품고 있는 지방조직을 분해하기 위해 하루 최소 8~12시간 이상의 공복을 필요로 한다. 당분이 에너지원으로 쓰이는 동안에는 지방이 분해되지 않기 때문이다. 하루에 최소 8시간만 아무것도 먹지 않아도 의외로 간단하게 체내의 독소를 배출할 수 있다. 위는 꽉 찼을 때보다 비어 있을 때 건강을 유지할 수 있다. 이것만 기억해도 어렵지 않게 건강을 지킬 수 있을 것이다.

중년 이후 면역력은
근력에 달려 있다

인간의 기초체온이 1℃ 오르고 내리는 것이 면역력에 있어 얼마나 중요한지는 앞서 이야기했다. 기초체온을 높이기 위해 온몸을 잘 감싸고, 따뜻한 음식을 먹고, 에어컨을 멀리하는 등 항상 따뜻하게 몸을 유지하는 생활을 하는 것도 좋지만, 그보다 가장 좋은 방법은 운동으로 근육을 키우는 것이다.

근육은 각종 영양분을 흡수하고 인체 기능을 유지해 체온의 40% 이상을 만들어낸다. 근육량이 많으면 기초대사량이 높아져 몸이 기본적으로 소비하는 에너지양이 늘고, 이 과정에서 열이 발생한다. 체온이 높으면 면역력이 높아져 각종 질병의 침입을 막아

낼 수 있다. 근육량이 적다는 것은 신체 기능에 문제가 생길 가능성도 커진다는 것을 의미한다.

노화의 지표, 근육량

나이가 많으신 어르신들을 보면 배는 나왔는데, 하체만 부실한 경우가 많다. 사람의 몸 중에서 가장 먼저 쇠약해지는 곳이 바로 하체기 때문이다. 근육량은 30세 정점에 달했다가 호르몬 등의 영향으로 40세 이후가 되면 서서히 줄기 시작해서 50세가 넘어가면 매년 1~2%의 근육이 감소해 65세엔 약 25~35%, 80세엔 절반 가까이 줄어든다. 근육량이 줄어들면 근력, 힘이 떨어지는 것뿐만 아니라 근육이 있던 자리를 지방이 대신 채워 같은 양의 음식을 먹어도 살이 찌는 몸으로 변해 건강에 악영향을 미친다. 또한 뼈가 약해지고 면역력이 떨어져 각종 질병에 걸릴 확률이 높아진다.

근육이 건강에 영향을 미치는 연구는 지속되고 있다. 근육이 줄면 몸에 염증이 많이 생기고 사망률도 높아진다는 연구 결과를 발표했던 김지현·김진원 분당서울대병원 혈액종양내과 교수팀은 '근육량에 따른 부작용 발생률 및 사망률'을 비교 분석한 결과를 발표했다. 2003년부터 2010년까지 대장암 수술을 받은 환자

229명 대상으로 연구를 한 결과 근육량이 적을수록 사망률이 높았고, 항암치료 부작용이 생길 위험도 20% 정도 더 컸다.[7] 경북대병원 연구진의 하체 근육과 치매에 대한 연구도 있다. 65세 이상 3만 명을 대상으로 조사한 바에 따르면 하체 근력이 약한 사람은 인지기능이 떨어져 치매가 걸릴 확률이 높다고 한다. 하체가 약해져 움직임이 둔해지면 뇌세포를 재생시키는 자극이 줄어들기 때문이다.

허벅지와 종아리 근육이 중요한 이유

근육은 상체와 하체, 몸통 부위를 골고루 발달시키는 것이 좋지만, 그중에서도 중년 이후에는 하체 근육에 집중하는 것이 좋다. 나이가 들면 엉덩이, 넓적다리 근육과 같이 하체의 큰 근육이 눈에 띄게 줄어드는데 이는 우리 몸의 가장 큰 근육이 하체에 있고, 인체 근육의 65~70%가 몰려 있기 때문이다.

나이가 들면서 가장 먼저 줄어드는 근육은 허벅지 근육으로 허벅지만 봐도 그 사람의 노화 정도를 알 수 있다. 허벅지 근육보다 더 중요한 근육은 엉덩이 근육이다. 몸 전체 근육의 절반 가까이

---

[7] 국제 학술지 〈Supportive Care in Cancer〉 게재(2015)

를 차지하고 있는 엉덩이는 상체와 하체를 이어주는 몸의 중심이자 힘의 원천이라고 할 수 있다. 엉덩이 근육이 힘을 잃으면 허리, 어깨, 무릎 등 관절이 삐걱거리고, 비만, 당뇨, 고혈압 등에 걸리기 쉬워진다.

종아리 근력도 중요하다. 종아리 근력은 혈액순환과 연관이 있기 때문이다. 혈액은 중력 때문에 70% 이상이 하체에 몰려 있다. 하체 쪽으로 몰린 혈액이 심장으로 되돌아가기 위해서는 심장이 튼튼해야 하는데, 심장이 노화되거나 약해지면 혈액순환에 문제가 생겨 노폐물이 쌓이고, 말초기관까지 혈액이 제대로 운반되지 않아 손발이 붓고 저린 현상이 나타나게 된다.

정맥이 모여 있는 종아리 근육은 걸을 때마다 수축과 이완을 반복하는데, 이것이 펌핑 역할을 해 심장으로 피를 밀어 올려 심장의 부담을 줄이고 원활한 혈액순환이 되도록 돕는다. 종아리 근육이 줄어들면 펌핑 기능이 떨어져 혈액순환이 느려져 산소와 영양소를 제대로 운반할 수 없어 수족냉증, 하체 부종, 하지정맥류 등 문제가 발생한다. 또 국소부위가 차가워지면서 에너지대사가 떨어지고 지방이 쌓이게 된다.

매일 걸을수록 건강해진다

근육의 주성분은 단백질이므로 살코기, 유제품, 계란, 콩류, 두부, 생선 등 단백질이 풍부한 음식을 먹는 것이 좋다. 그러나 음식으로는 한계가 있기 때문에 반드시 운동을 병행해야 한다. 운동하기 전에는 스트레칭으로 반드시 몸을 풀어주도록 한다. 그리고 가벼운 무게의 덤벨 등을 여러 번 드는 것에서 시작해 무거운 덤벨로 옮겨가는 것이 좋다. 고강도 운동을 하면 피로물질이 없어지고 근육도 증가하므로 일주일에 2~3회 정도 하면 좋고, 강도가 낮은 운동은 매일 하거나 최소한 주 3회는 해야 근육량을 늘릴 수 있다. 그러나 운동 중 관절에 통증이 생기면 즉시 멈추고 휴식을 취해야 한다.

몸의 심각하게 좋지 않다고 여겨질 때는 한 달이라도 개인 트레이닝 교습을 받을 것을 권한다. 자신의 몸 상태를 체크할 수 있을 뿐만 아니라 정확한 운동 방법을 배울 수 있어 도움이 된다. 또 지도하에 운동을 하게 되므로 안전하게 자신의 한계를 넘어 체력을 기를 수 있다.

이도 저도 힘들다면 하다못해 걷기나 계단이라도 오르내리도록 한다. 계단을 오르내리기만 해도 매년 줄어드는 하체 근육이 소실되는 것을 막을 수 있다. 특히 걷기는 하체 근육을 충분히 사용하면서 맥박이 지나치게 올라갈 위험이 없어 노년기에 적당한 운동이다. 만약 관절염으로 걷기가 불편할 경우에는 수영이나 물속 걷기로 허벅지와 종아리 근력을 키우는 것이 좋다.

운동은 강요해서 되는 것이 아니지만, 실천할 수 있는 것부터 시작해 매일 10분이라도 꾸준히 한다면 젊음과 건강을 좀 더 길게 유지할 수 있을 것이다.

자연과 가까울수록
인간은 건강하다

불안하거나 긴장되는 일을 앞둔 사람들은 진정하기 위해 심호흡을 한다. 또 걱정스러운 일이 있거나 가슴이 답답하면 한숨을 깊이 내쉰다. 이처럼 순간적인 위기의 순간이나 스트레스를 받을 때, 힘이 없어서 기운에 접속이 안 되면 자신도 모르게 심호흡을 한다. 이유는 온몸 구석구석으로 산소를 보내 몸을 이완시키기 위해서다. 체내 조직에 산소가 풍부하지 못하면 신진대사가 제대로 이루어지지 않아 살이 찌기도 하고, 체온이 떨어져 각종 질환에 노출되기도 한다. 산소가 풍부하면 면역 활동이 왕성해지고 암세포나 바이러스가 잘 자라지 못한다.

깨끗한 산소, 그리고 힐링

〈동의보감〉에서는 매일 복식호흡을 1,000번 하면 늙은이도 다시 젊어질 수 있다고 했다. 이처럼 산소는 우리 몸에 아주 중요하다. 산소를 몸속 구석구석으로 보내기 위해서는 인위적으로라도 깊이 호흡하는 것이 중요하다. 그리고 이왕이면 깨끗한 산소를 몸에 받아들이는 것이 좋다.

깨끗한 산소가 있는 곳은 훼손되지 않은 자연이다. 숲에는 산소가 풍부하다. 공기 중에는 산소가 약 20%지만, 공해가 심한 도시에는 19% 정도의 산소밖에 없다. 그러나 녹음이 짙은 숲속은 산소 비중이 약 21~22%다. 그만큼 깨끗한 산소를 많이 마실 수 있다. 또 숲에서는 세로토닌^{Serotonin}이 뿜어져 나오는 햇볕을 쬘 수 있고, 체내 활성산소의 활동을 억제시키고 노화를 방지하는 음이온과 사시사철 나무들이 발산하는 자연 항균 물질인 피톤치드^{Phytoncide}가 풍부하다.

특히 피톤치드는 NK세포를 활성화시켜 면역을 올리는 효과가 있어 암 예방에 중요한 역할을 한다. 꼭 세로토닌이나 피톤치드가 아니라도 자연은 정신건강을 위한 최고의 힐링 공간이자 만병통치약이다. 바람이 나뭇잎을 훑고 지나는 소리, 나무 사이로 쬐이는 햇빛과 깨끗한 공기를 맡으면 건강은 물론 가벼운 우울증도 없앨 수 있다. 현대인들을 괴롭히는 아토피도 깨끗한 자연에서는 기력을 발휘하지 못하고, 암환자도 숲에서 생활하며 상태가 호전되기도 한다. 화학물질이나 가공의 물질이 더해지지 않은 자연의 재료로 식사하는 것도 건강을 되찾는 중요한 요소다.

자연이 만병통치약이다

회색의 도시에서 떠날 수는 없어도 노력하면 자연과 가까이 할 수 있다. 숲을 찾아 산책할 수 없다면 아파트 단지 내에 있는 공원이라도 자주 찾아 산책하는 것이 좋다. 실내에서 화초를 키우거나 아파트 베란다에서 텃밭을 가꾸면 생명의 에너지를 얻어 심리적인 안정감을 얻을 수 있다. 또 식물은 실내 공기를 정화할 뿐 아니라 각종 공해 물질을 없애는 작용을 한다.

자연의 소리를 듣는 것도 힐링이 된다. 현대인은 차 소리, 층간소음 등 생활 소음에 시달리고 있다. 이런 소리는 마음을 불쾌하고 지치게 만든다. 이를 피해 자연의 소리를 의식적으로 가까이 하면 뇌파가 안정되면서 마음이 편해지고 몸도 편안해진다. 최근 뇌를 자극해 심리적인 안정을 유도하는 ASMR(Autonomous Sensory Meridian

Response, 자율감각 쾌락반응)은 일상생활에서 익히 들어왔지만 간과했던 소리나 특정 물체를 만질 때 나는 소리를 녹음해서 들려주는 것이다. ASMR에 사용되는 소리 중에는 비 오는 소리, 파도 소리, 귓속말, 물을 따르는 소리, 낙엽 밟는 소리, 바람에 나뭇잎이 흔들리는 소리 등 자연의 소리가 많다. ASMR이 인기를 끄는 것도 잊고 있던 자연과 자연스러움에 대한 사람들의 그리움 때문일 것이다.

"자연과 가까워지면 병과 멀어지고 자연과 멀어지면 병과 가까워진다"는 말이 있다. 인간은 본래 자연에서 태어났고, 오랫동안 자연에 순응하며 살아왔다. 그러나 점차 흙에서, 숲에서 멀어지면서 면역력은 떨어지고, 병들고 아프기 시작했다. 젊게, 아프지 않고 건강하게, 오래 살고 싶다면 현대의 편리성보다는 불편하더라도 자연이 베푸는 생명의 기운을 받아들이고자 하는 마음가짐이 필요하다. 이런 마음가짐에서 암은 물론 크고 작은 질병이 물러갈 것이다.

에필로그

암치료, 병이 아닌
사람 속에서 길을 찾아야 한다

의사가 되고 난 후 수많은 환자를 옆에서 지켜봤다. 아픈 사람을 대한다는 것은 극한의 인간 심리를 탐험하는 것과 같다. 환자들은 건강한 사람은 결코 생각하지 못하는 여러 마음을 가진다. 아픈 사람이 긍정적인 마음을 가지기는 어렵다. 특히 자신이 죽을 수도 있다고 생각하는 암환자의 경우는 더욱 그렇다.

의사로서 수년간 환자를 지켜보면서 그들의 마음을 속속들이 전부 다 알지는 못하지만, 한 가지 공통점이 있다. 바로 외로움이다. 사랑하는 사람이 있어도, 24시간 가족이 병상을 지켜도 그들이 헤어나지 못하는 것은 외로움이다. 아무리 거창한 위로의 말을 쏟아내도 누군가 대신 병을 앓아주지는 못하기 때문이다. 고된 항암치료와 그 후에 따르는 부작용, 순간의 선택도 오롯이 환자의 몫이다. 그렇다 보니 암 선고를 받은 직후 환자들은 혼자 무인도에 버려진 듯한 고립감과 외로움에 빠진다. 병에 걸린 자신과는 무관하게 세상은 움직이고, 지금까지 살아온 자신의 존재가 부정당하는 것 같은 생각에 빠진다. 그리고 혼자만 덩그러니 뒤떨어진 듯 허탈감을 느끼는 것이다.

이런 외로움과 허탈감은 항암치료를 받으면서 더욱 격렬해진다. 말로 표현하기 어려운 고통과 함께 정상인에서 하루아침에 환자로 곤두박질치며 사람들의 시선도 달라지기 때문이다. 암환자라는 '주홍글씨'가 온몸에 새겨지는 것이다. 게다가 얼마 전만 해도 기운이 펄펄 넘치던 사람이 항암치료의 후유증으로 인해 잘 먹지 못하며 기력마저 떨어지면서 설상가상 기분은 더욱더 우울해진다.

하지만 이처럼 힘겨운 상황에서도 환자들은 버틴다. 이겨내려고 한다. 가족들 때문이다. 부모의 마음을 아프지 않게 하기 위해서, 아직은 어린 아들딸을 남겨두고 갈 수 없어서, 미운 정 고운 정이 쌓인 배우자를 혼자 두고 갈 수가 없어서 등 각기 다른 이유긴

하지만, 두 번, 세 번 되풀이되는 고통스러운 항암치료를 받으며 참아낸다.

이런 환자들의 심리를 너무나 잘 알기 때문에 의사로서 더욱 안타까운 마음을 금할 길 없다. 고통 없이 정상적인 생활을 하면서도 충분히 회복할 수 있는 길이 있다는 것을 잘 알지만, 딱히 그들을 설득할 방법이 없다. 환자마다 놓인 상황도, 살아온 방식도, 가치관도 다르며 그들이 항암치료를 선택하기까지의 과정도 모두 다르기 때문이다.

면역치료야말로 고통 없이 암을 극복할 수 있는 최선의 방법이라는 것을 알고 있지만, 병과도 싸워야 하고, 의지와는 별개로 자꾸만 나락으로 가라앉는 자신의 감정과도 이중 삼중으로 싸워야 하는 환자들에게 무조건 면역치료가 최고라고 우길 수는 없는 노릇이다. 그들에게 또 하나의 부담을 지우기 때문이다. 따라서 항암치료가 필요 없다는 개인적인 의사의 신념과는 별개로 그들이 내리는 선택에 대해 충분히 이해하고 존중한다.

결국 암환자가 고통 없이 치료를 받고 암을 극복할 수 있도록 하기 위해서는 아직은 보조적 치료 수준에 머물고 있는 면역치료나 대체의학이 제대로 된 평가를 받을 수 있도록 의사들이 더 많은 노력을 할 수밖에 없다고 생각한다.

한 가지 위안이 되는 것은 지금까지 우리 병원에서 단 한 명의 환자도 죽음을 맞이하지 않았다는 점이다. 항암치료를 원하지 않아서 처음부터 면역치료를 받겠다고 찾아오신 분도 계시고, 여러 번의 항암치료로 제대로 먹지도 못하고 걷지도 못하는 상태에서 병원에 실려 온 환자도 부지기수다. 치료가 부족하기 때문에 병원에서 계속 치료를 받아야 한다는 만류에도 불구하고 억지로 퇴원을 강행해 댁으로 돌아가신 후 죽음을 맞이하신 분은 계시지만, 적어도 입원해 있는 동안만큼은 유명을 달리한 분이 없다. 모든 것이 살고자 하는 환자들의 의지이며, 나는 옆에서 그들의 의지와 몸의 능력을 믿고 치료에 임한 것뿐이지만, 의사로서 커다란 행운이 아닐 수 없다고 생각한다.

의학이란 결국 사람을 향해 가는 길이다. 그래서 나는 의학이 곧 인문학이라고 생각한다. 환자(인간)를 알고, 그들을 깊이 이해해야만 병과 싸워 이길 수 있고, 치료를 완결할 수 있다. 병만 바라본다면 그것은 의학이 아닌, 기술에 불과하다. 사람에게 불필요한 기관이란 없다. 쓸모없다고 하는 맹장도 사람의 소화 기능을 분담하고 있는 소중한 장기다. 없어도 살 수는 있지만, 있으면 더 좋은 것이다. 다른 장기들은 어떠한가? 위가 있어야 음식을 먹을 수 있고, 폐가 있어야 숨을 쉴 수 있다. 간이 있어야 자연에서 오는 독을 해독할 수 있으며, 자궁이 있어야 임신도 가능하다. 그런데 암이라고 해서 무조건 잘라내고, 조직을 녹이기 위해서 화학물질을 들이붓는다면 사람은 어떻게 살라는 말인가? 이는 의학이라기보다 물건을 분해하고 조립하는 공장과 다를 바가 없다. 물론 현대 의학의 발전에 대해 무조건 비판만 하는 것은 아니다. 인정할 것은 인정한다. 하지만 암에 있어서는 치료의 선택에 있어 더 많은, 더 깊은 고민이 있어야 하지 않을까 하는 것이 나의 생각이다.

병은 환자 혼자만의 투쟁이 아니다. 이 세상에는 여러분 혼자만이 있는 것이 아니며, 병을 극복하기 위해 의사도 함께 고군분투하고 있다는 것을 알아주었으면 하는 바람이다. 아무도 병으로 고통받지 않는 세상이 되길 간절히 바라며, 이 세상의 수많은 암 환자들에게 응원을 보낸다.

암, 시작부터 면역으로 승부하라

초판 1쇄 찍은 날 · 2018년 7월 3일
초판 1쇄 펴낸 날 · 2018년 7월 15일

지은이 · 최관준
발행인 · 한동숙
기획진행 · 김진
마케팅 · 권순민
디자인 · 롬디
공급처 · 신화종합물류

발행처 · 더시드 컴퍼니
출판등록 · 2013년 1월 4일 제 2013-000003호
주소 · 서울 강서구 화곡로 68길 36 에이스에이존 11층 1112호
전화 · 02-2691-3111 **팩스** · 02-2694-1205
전자우편 · seedcoms@hanmail.net

ⓒ 최관준, 2018

ISBN 978-89-98965-15-0 (13510)

· 값은 뒤표지에 있습니다.
· 잘못된 책은 구입한 곳에서 바꾸어 드립니다.
· 이 책은 저작권법에 따라 보호를 받는 저작물이므로 무단 전재 및 복제를 금하며, 이 책의 전부 또는 일부 내용을 재사용하려면 사전에 저작권자와 더시드 컴퍼니의 동의를 받아야 합니다.